学生最喜爱的科普书

XUESHENGZUIXIAIDEK

我们的大脑

我们身体的“司令部”

刘盼盼◎编著

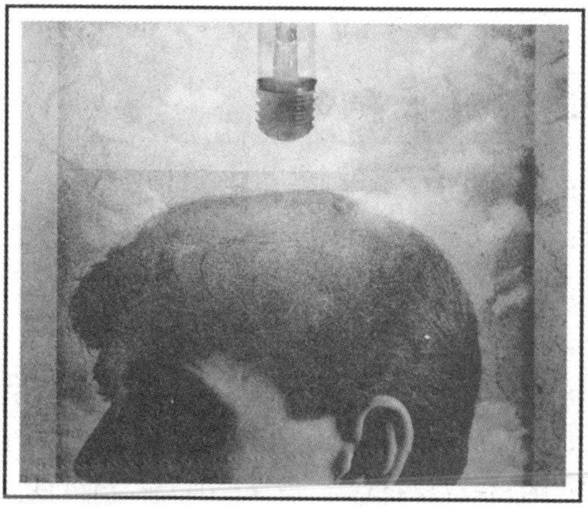

在未知领域 我们努力探索

在已知领域 我们重新发现

延边大学出版社

图书在版编目（CIP）数据

我们的大脑：我们身体的“司令部”/刘盼盼编著.—延吉：延边大学出版社，2012.4（2021.1重印）

ISBN 978-7-5634-4634-6

Ⅰ.①我… Ⅱ.①刘… Ⅲ.①大脑—青年读物②大脑—少年读物 Ⅳ.①R338.2-49

中国版本图书馆CIP数据核字(2012)第051718号

我们的大脑：我们身体的“司令部”

编　　著：刘盼盼
责任编辑：何　方
封面设计：映象视觉
出版发行：延边大学出版社
社　　址：吉林省延吉市公园路977号　　邮编：133002
网　　址：http://www.ydcbs.com　　E-mail：ydcbs@ydcbs.com
电　　话：0433-2732435　　传真：0433-2732434
发行部电话：0433-2732442　　传真：0433-2733056
印　　刷：唐山新苑印务有限公司
开　　本：16K　690×960毫米
印　　张：10印张
字　　数：120千字
版　　次：2012年4月第1版
印　　次：2021年1月第3次印刷
书　　号：ISBN 978-7-5634-4634-6

定　　价：29.80元

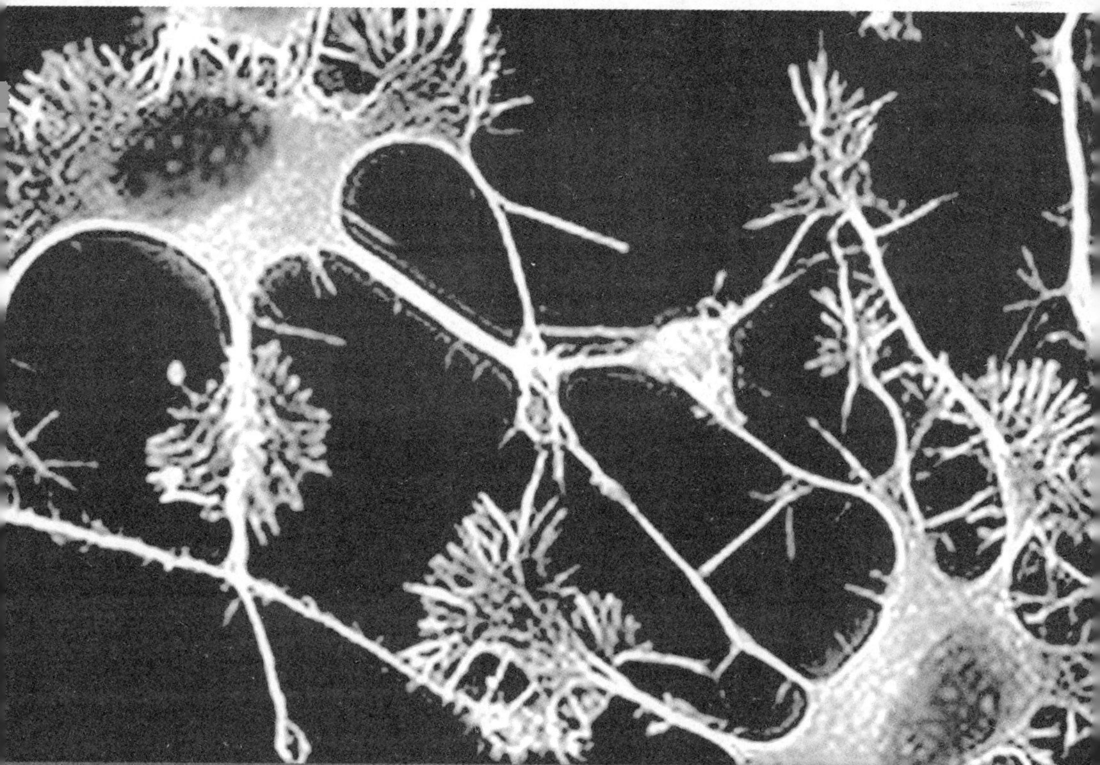

前言

Foreword

脑的种系发育进化是整个生物进化中最重要的创生过程。人脑超验的创造能力是我们的先祖古人猿经过 900 万到 1000 万年进化的产物。

大脑，又称端脑，是脊椎动物脑的高级神经系统的主要部分，由左右两半球组成，在人类则是脑的最大部分，是控制运动、产生感觉及实现高级脑功能的高级神经中枢。脊椎动物的端脑在胚胎时是神经管头端薄壁的膨起部分，以后逐渐发展成为大脑两半球，主要包括大脑皮层和基底核两部分。大脑皮层是被覆在端脑表面的灰质、主要由神经元的胞体构成。皮层的深部由神经纤维形成的髓质或白质构成。髓质中又有灰质团块即基底核，纹状体是其中的主要部分。人的大脑不仅是运动和感觉的“司令部”，更是思维和意识活动的重要器官，这是人类在 100～

200 万年同大自然斗争中，通过劳动和不断对各种刺激作出反应，逐渐进化和发展而来的。人类认识客观世界不可缺少大脑这个物质基础。人不仅能直接根据个人的经验来认识现实，还通过语言、文字的交流，从他人（包括前人）的经验中吸取教训。人脑的这些特点为人类自身独有，所以人类可以当之无愧地称为“万物之灵”。

目录 CONTENTS

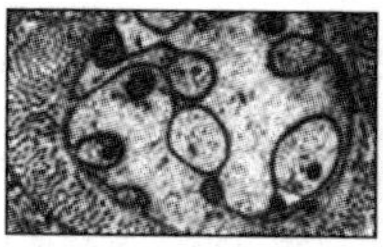
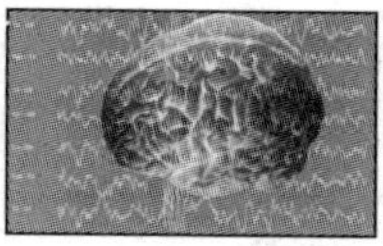
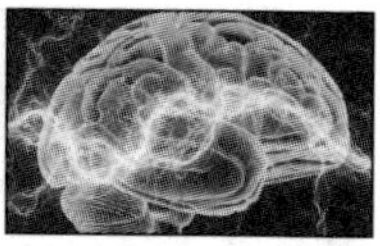

第❶章 人类的大脑

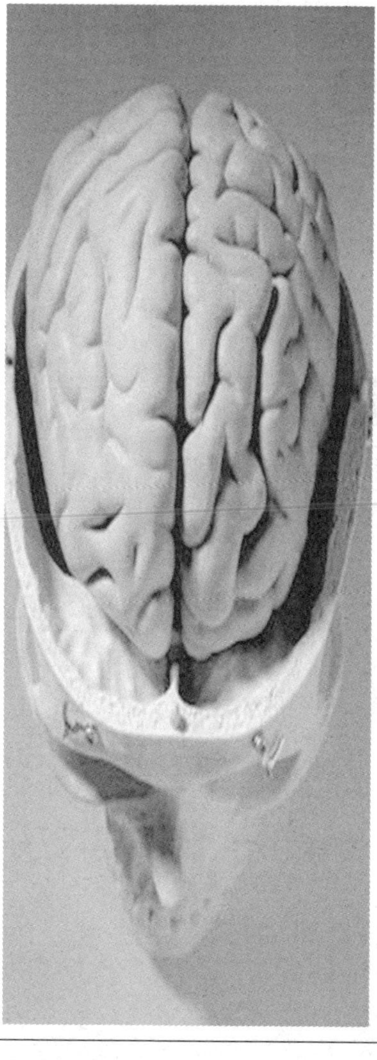

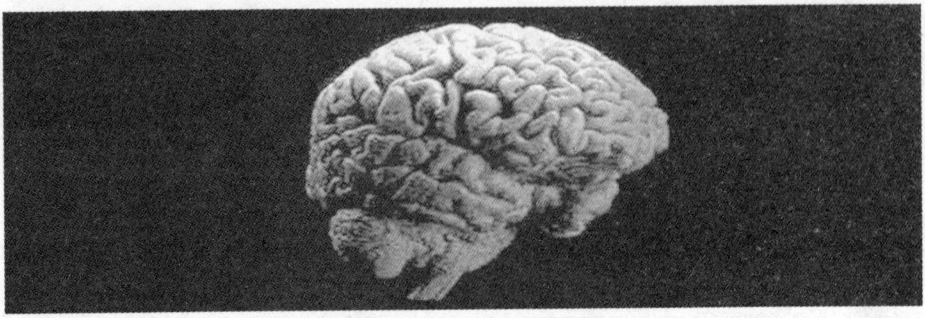

第❹章

大脑的智力

第❺章

大脑的睡眠

第一章 人类的大脑

RENLEIDEDANAO

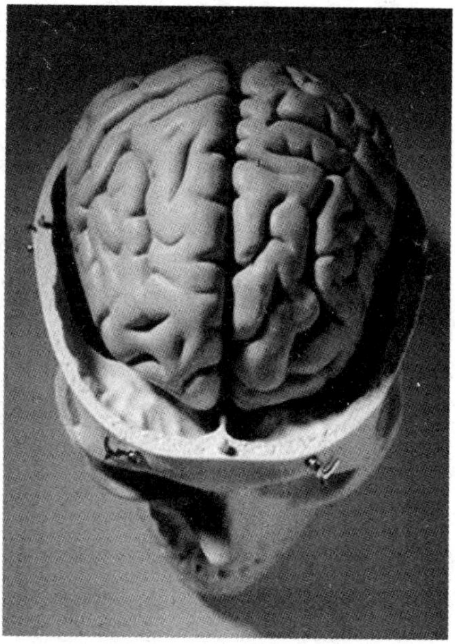

大脑，包括脑干、间脑、小脑和端脑。在医学及解剖学上，大脑多数用来指代端脑。下面着重讲大脑的构造与优势，还有脑电波及它的功能。

大脑的构造与优势

Da Nao De Gou Zao Yu You Shi

◎大脑的构造

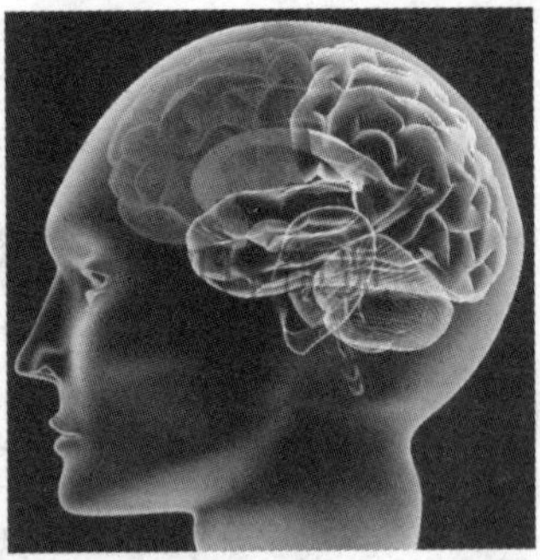

※ 人类的大脑

神奇的大脑是脊椎动物脑的高级神经系统的主要组成部分，是人类脑部的最大部分，作为高级神经中枢主要控制运动、产生感觉及实现高级脑功能。脊椎动物的端脑在胚胎时是神经管头端薄壁的膨起部分，以后发展成大脑两半球，有大脑皮层和基底核两部分。大脑皮层是被覆在端脑表面的灰质、主要由神经元的胞体构成。皮层的深部由神经纤维形成的髓质或白质构成。髓质中又有灰质团块即基底核，纹状体是其中的主要部分。广义的大脑指小脑幕以上的全部脑结构，即端脑、间脑和部分中脑。

大脑由约 140 亿个细胞构成，重量为 1400 克左右，大脑皮层厚度约为 2～3 毫米，总面积约为 2200 平方厘米。脑细胞每天都在死亡更新，每天约有 10 万个死去（越不用脑，脑细胞死亡越多）。脑部有惊人的储藏力，一个人的脑储存信息的容量相当于 1 万个藏书为 1000 万册的图书馆。曾有人认为，即使最善于用脑的人，一生中也仅使用掉脑能力的 10%，但现代科学证明这种观点是错误的，人类对自己的大脑使用率是 100%，大脑中并没有闲置的细胞。人脑中的主要成分是水，约占 80%，体重为人体的 2%，耗氧量达全身耗氧量的 25%，血流量占心脏输出血量的 15%，一天内流经大脑的血液为 2000 升，大脑消耗的能量若用电功率表示大约相当于 25 瓦。

因为大脑的 80% 是水，所以它就有些像豆腐。但是它不是方的，而是圆的；也不是白的而是淡粉色的。

中枢神经系统的最高级部分就是大脑，主要包括左、右大脑半球。人类的大脑是在长期进化过程中发展起来的思维和意识器官。大脑半球的外形和分叶左、右大脑半球由胼胝体相连。半球内的腔隙称为侧脑室，它们借室间孔与第三脑室相通。每个半球有三个面，即膨隆的背外侧面，垂直的内侧面和凹凸不平的底面。背外侧面与内侧面以上缘为界，背外侧面与底面以下缘为界。凹凸不平的半球表面，有很多深浅不同的沟和裂，沟裂之间的隆起称为脑回。背外侧面的主要沟裂有：中央沟从上缘近中点斜向前下方；大脑外侧裂起自半球底面，转至外侧面由前下方斜向后上方。在半球的内侧面有顶枕裂从后上方斜向前下方；距状裂由后部向前连顶枕裂，向后达枕极附近。

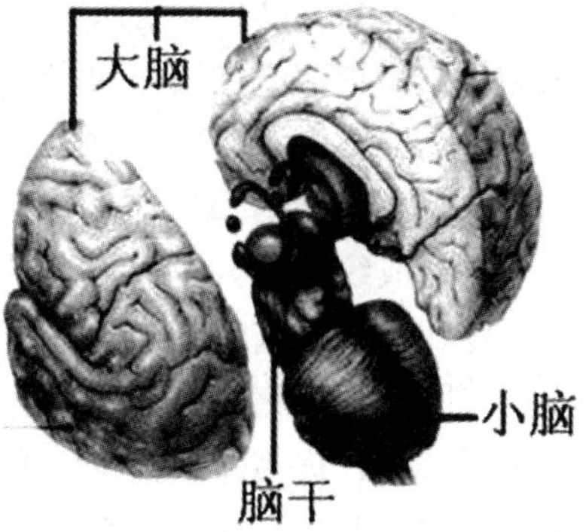

※ 大脑的构造

这些沟裂将大脑半球分为五个叶：即中央沟以前、外侧裂以上的额叶；外侧裂以下的颞叶；顶枕裂后方的枕叶；外侧裂上方、中央沟与顶枕裂之间的顶叶；以及深藏在外侧裂里的脑岛。另外，以中央沟为界，在中央沟与中央前沟之间为中央前回；中央沟与中央后沟之间为中央后回。

◎大脑半球的内部结构

1. 大脑皮层是覆盖在大脑半球表面的一层灰质，是神经元胞体集中的地方。这些神经元在皮层中按严格的层次分布，大脑半球内侧面的古皮层分化较简单，一般只有三层：①分子层；②锥体细胞层；③多形细胞层。在大脑半球外侧面的新皮层则分化程度较高，共有六层：①分子层

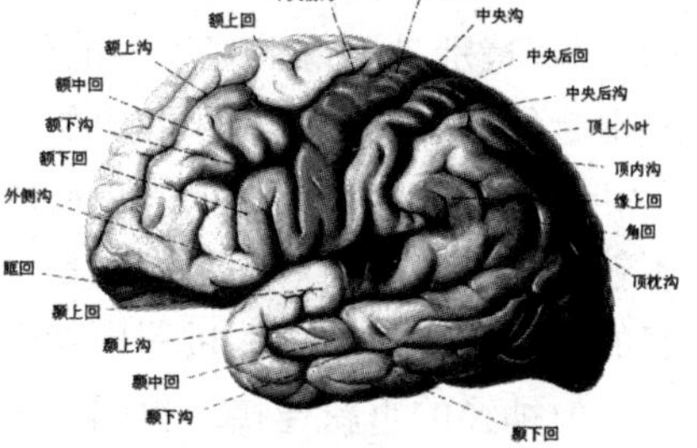

※ 大脑半球的内部结构

（又称带状层）；②外颗粒层；③外锥体细胞层；④内颗粒层；⑤内锥体细胞层（又称节细胞层）；⑥多形细胞层。

2. 白质位于大脑皮层的深面，白质内还有灰质核，因为这些核靠近脑底，又称为基底核（或称基底神经节）。基底核中多是由尾状核和豆状核组成纹状体。尾状核前端粗、尾端细，弯曲并环绕丘脑；豆状核位于尾状核与丘脑的外侧，又分为苍白球与壳核。尾状核与壳核在种系发生（即动物进化）上出现较迟，称为新纹状体，而苍白球在种系发生上出现较早，称为旧纹状体。纹状体有使肌肉的运动协调，维持躯体一定姿势的功能。

◎大脑的最新研究成果

一、为什么“左脑”控制右边身体？

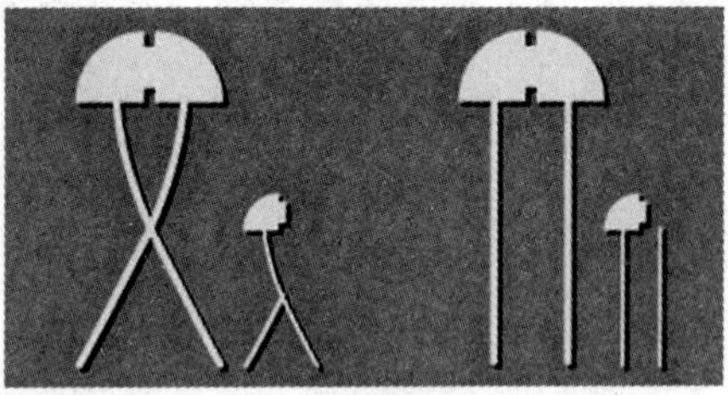

※“左脑”控制右边身体

大脑是呈交叉式控制我们的身体的。如果“大脑”“平行”地控制“身体”，一旦一侧大脑受到损伤，相对应的“身体”就没办法“控制”了，而如果是“交叉”的，大脑还可以实现对身体的平衡控制。

但是大脑和身体的神经连接并不是直接“交叉”在一起的，否则就会产生“控制混乱”的现象。我们身体的神经细胞是一段一段连接在一起，中间只有很小的一个空隙让一些神经递质等通过。

这样的结构对于我们的身体是最优化的结构，在大脑完好无损的情况下，可以精确控制相对应的身体；而一旦大脑受伤，经过各种“神经递质”，特别是“肾上腺素”的作用，没有大脑控制的那些神经就可以实现断裂、生长，最后和健康的大脑神经进行重新连接。

或许你还会想：如果是平行的话，到大脑损伤后再生长连接成交叉不就好了吗？然而对比之下还是“交叉”恢复更有优势，所以既然有更好的恢复方式，进化的过程自然会选择它。

但神经的重新连接，也同年龄有密切的关系，依照年龄有不同的恢复期。儿童时期最好恢复，成年时就比较难。

医学实践案例：全球有几例只有“半个大脑”，但生活并不受很大影响的案例（一般都是儿童时期做切脑手术）；也有成年人一侧大脑损伤，而且逐渐痊愈的案例。

显意识控制大脑、利用大脑来控制躯干，显意识一分为二，就是精神分裂症。

二、为什么大脑不是一个“完整球体”？

因为身体上的“肢体”和很多“感觉器官”，都是“对称”的，而它们“连接”到“大脑”里的神经位置也呈对称式，比较“固定”，久而久之，大脑就必然也变成了“两个半球”的“对称”分布。

三、大脑是怎么产生的？

大脑是条件反射神经的集合。生物为了“避免危险”，当碰到一些东西时，开始“条件反射”，缩短“反应”的时间，并进行“对比分析”，最后做出反应。而这种“条件反射”的时间越来越多，相对应的“条件反射神经”也越来越多，于是便形成了“大脑”。

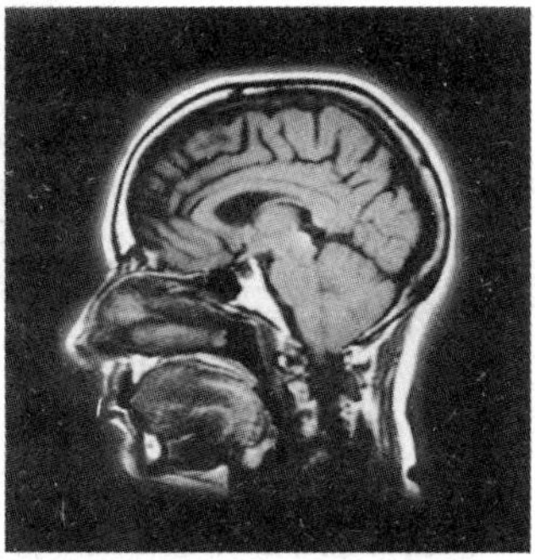

※ 大脑

四、为什么大脑里有那么多“褶皱”？

因为连接到大脑的神经，来自身体的各个不同部位，相对应的“神经元”又不断“生长”，于是就像是一大堆相邻的“线段”都不断“伸长”并“挤”在一起，最后就形成了“褶皱”。

五、为什么很多动物都是“右撇子”？

大多数动物都是“右撇子”，作为整个动物界存在的普遍现象，那么一定是进化而来，既然由进化而来，就必须有一个相对稳定的因素在影响着他们使用“右手”，那么这个因素是什么呢？答案就是“太阳”。在我们的大部分“活动时间”里，物体只有在我们的右手方向才能得到较多的光线，于是根据动物“避开危险”的本能，就会选择看得清的一面去触碰它。久而久之，使用右手的频率就自然高于使用左手，“右撇子”就这样进化下来了。

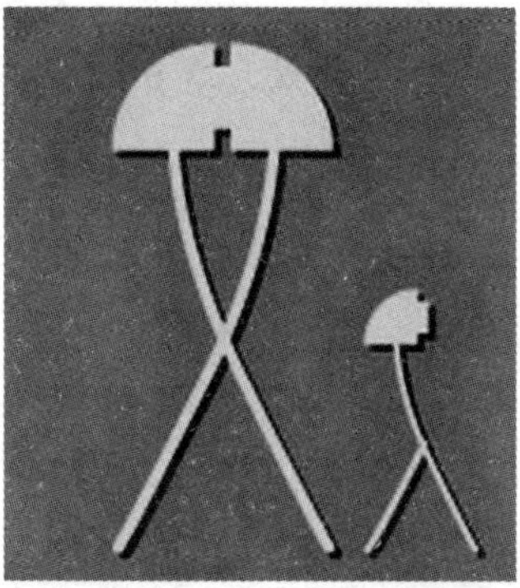

※ 大脑不是一个“完整球体”

反之，在北极，大部分使用“前肢”

的动物几乎都是“左撇子”。俄罗斯北极地区的一个部落里的人几乎都是“左撇子”。这种现象也很好地揭示了影响动物成为“右撇子”的因素，因为在北极地区的光线照射方向刚好相反，是“东南”方的。

六、“大脑分工”的真正原因是什么？

为什么“右撇子”的语言、理性逻辑等功能是在“左脑”，而感性行为的控制等在“右脑”？而“左撇子”却几乎相反？

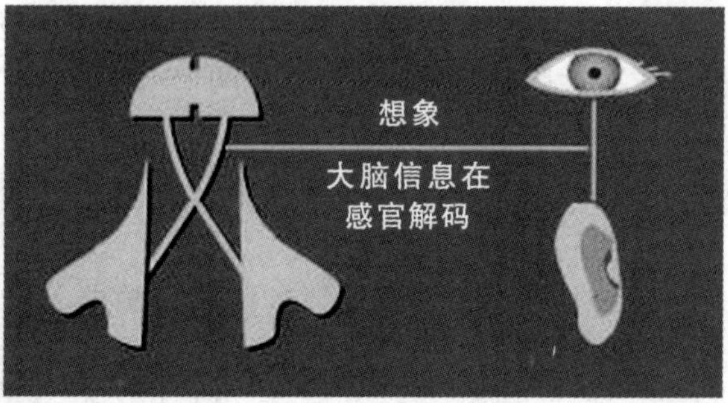

※ 大脑想象

我们处理事情是依照一定的逻辑的，而处理各种事情所要求的“反应速度”不一样，所以就自然分成了“仔细思考”，但反应速度“慢”的“理性逻辑”和“不需要思考”反应速度“快”的“感性逻辑”。有些“理性逻辑”会升级为“感性逻辑”从而快速地进行各种“判断”。它们各成“系统”，比如：“他打我，是因为他不喜欢我”“他打我，那么我就跑”“我讨厌他这样，所以我不理他了”等，这些都是“感性逻辑”。它们已经成为了一个系统的连接。而真正的“理性逻辑”是：“他为什么不喜欢我，具体原因是什么？”“为什么，他打我，我就要跑？”“为什么我讨厌他那样？”等，需要长时间观察和思考的逻辑。

而每个“逻辑点”是要对应一些“脑细胞”的，既然“理性逻辑”与“感性逻辑”各成“系统”，那么它们所对应的“神经细胞”也必然是各成系统的。于是我们发现了“理性逻辑”的系统相对于“右撇子”是在“左脑”，“感性逻辑”就在“右脑”。

那为什么，“右撇子”的“理性逻辑”系统是在“左脑”又不是在“右脑”呢？

这是因为“左脑”与“右手”是相对应的，对于“右撇子”来讲，“右手”所获得的“感子”，即感觉的最小微粒，比“左手”要丰富得多。我们可以想想，自己想要“触摸”一样东西的时候，是不是伸右手过去？而“理性分析”“理性逻辑”是要用到大量“感子”的，所以自然就找到了获得“感子”较多的“左脑”了。而“左撇子”当然也就刚好“相反”。

七、“幻想”真的只是“大脑活动”吗？

想象的“图像”是真的在大脑里存在吗？我们的各种“幻想”真的只是“大脑活动”吗？

一直以来，人们认为想象的东西，都是“大脑”在活动，与感觉器官无关，但是如果真的是这样，那么做梦时，我们的眼睛为什么会动得那么快？如果没有必要的话，我们的身体会去浪费这种“能量”吗？

其实，做梦时左右脑，脑细胞活跃降低，潜意识开始活动，因不懂对和错含义，是浪费能量。睡眠是补充能量，它一边浪费，一边补充更多能量，当然补充的能量远远多于用于做梦的浪费。

当分别解剖各个“知觉器官”和“大脑”时。“知觉器官”的构造精密且各不相同，而相比之下，大脑的构造就相对显得单一了。然而这单一的大脑会出现许多复杂而丰富的“虚拟知觉”？这又是为什么呢？

这一切只能解释为，各种“感子”并不产生于“知觉中心里”，而是在各类相对应的“知觉器官”上，脑细胞会“存储”各种编码，包括解识码和记忆码等，脑细胞通过对“知觉细胞”传输的感子进行对码解码之后，便在脑海产生虚拟的“感觉”和“图像”。

总体来说，“幻象”与“感觉”直接产生于大脑内，但需要各种“知觉器官”发出信号（感子），经由大脑“存储”和“调动”编码，然后进行解码，最终产生各种“想象”和“幻觉”。

八、人为什么会有“幻肢”现象？

人们在“手”断掉之后会产生“幻肢”现象，即触摸其脸部，就像是在触摸其断肢，但“眼睛”和“耳朵”损坏掉之后并不会出现“幻眼”和“幻耳”现象。这种现象又是怎样出现的呢？

这就要使用上面的大脑“幻想”活动了。残疾的人们出现“幻肢”是因为人们“回忆”“想象”事物时要用到那些手部“皮肤触觉”，而那些“皮肤”却没有了，但那些只是“触觉”，而我们的“触觉器官”——皮肤，却是我们最大的“知觉器官”，较容易找到“替代品”。

而其找到“脸部皮肤”，主要是因为“手部触觉”相对应的“大脑区域”与“脸部触觉”的“大脑区域”很接近，于是很自然的，“幻肢”

现象出现在了人们的“脸部”，大脑调用“手”的“触觉”编码，在脑海里产生“幻肢”，再向“脸部”进行投影。

而眼睛和耳朵等都是比较单一的“知觉器官”，受到损害之后很难在身体上找到“替代品”，自然也就不会出现“幻眼”和“幻耳”的“虚拟神经重新连接”现象了。

这也证明了：“想象”和“幻觉”是直接产生在“大脑”内的，而不是产生在各种“知觉器官”上，否则当那些人想象到自己的手指时，是在大脑里活动，再投影到“脸部皮肤”，其他需要用到的地方再重新回忆和重新虚拟神经连接。

九、为什么我们可以“躲闪”得那么快？

我们在马路上急速地“躲闪”车辆，是我们的大脑在精准地“计算”车辆行驶的“速度”等，并指挥身体做出反应吗？

其实这只是一种普通的“神经连接”的现象。那么它是怎么连接的呢？就是把那些一定距离的“车辆图像”所对应的神经细胞，直接连接到“躲避”的运动神经元，也只有这样才能让我们“迅速”产生“躲避”的行为。

十、脑细胞是怎么生长出来的？

脑细胞生长的方式主要有两种：

1.“主动生长”方式向自身的周边随意连接。将一些“脑细胞”放在切片上进行观察就会发现这一现象，而且会发现年纪越轻其“脑细胞”生长速度就越快。

2.“被动生长”的方式是向特定的目标进行连接。就是说，当外界的“客观事物”或“思想活动”将一些不同“感子”同时出现时，这些“感子”所对应的“神经细胞”也同时“活跃”起来，而这些“活跃”起来的“神经细胞”就会通过各种渠道努力地连接在一起。

神经细胞的主动生长与被动生长有很大的不同，“主动生长”的好处是生长速度快，所需时间短；弊端是它的“神经连接”比较“乱”，必须进行“整理”，从而使那些“错误连接”和“无用连接”都“灭亡”，只留下“正确”的“有用”的连接。这也就是为什么“小孩子”的“主动生长”比较旺盛，但身体的“协调能力”和“认知能力”比较弱，而且在其长大的过程中大部分的“神经连接”都要“灭亡”。

“被动生长”与“主动生长”则相反，其好处就是几乎不会产生没有用的“神经连接”；但坏处是生长速度较慢，耗时久。

总体来说，“主动生长”与“被动生长”优势互补，使我们的“脑神经”进行最优化的生长。

儿童的脑神经一般比成人脑神经更依赖“主动生长”，而随着年龄的增长，为什么“脑神经”的“主动生长活力”会持续下降？

这主要是因为儿童时期不需要很强的思考、判断、分析等思维能力，所以就可以更依赖“主动生长”来迅速增多脑细胞作为备用，自然，“神经连接错误”或“无用连接”会出现很多，需要整理和修剪。

但如果过了“儿童”的年龄段，还继续让我们的“脑神经”进行很快速的“主动生长”，那么就会使我们做的各种“神经修剪”工作全部白费，最后又变得和“幼儿”一样“身体失调”“语无伦次”等。

所以为了最优化地进行导存（引导存在），就形成了上述的这种“局面”。

十一、大脑是如何“编码”的？

那么“大脑意识”究竟是如何对各种感觉信息进行“编码”的呢？

最有可能的方式是位置连接编码，因为各个躯体的感觉器官和大脑神经连接的位置比较固定，所以只要用一些新的细胞连接到那些固定位置，那么自然就可以引发相关的知觉活动了，而这种“位置连接编码”也应该是一环接一环的，但每接一环，所连接的细胞就会越少，就像是一台机器各种“功能”最终连接到了几个简单的“按钮”上，最后一环应该在“海马”地区，也因此“海马区”可以那么小。

十二、大脑是怎么自动更新换代的？

我们的大脑神经系统是怎么自动判断正误来改变“神经连接”，并进行更新换代的呢？

我们大脑记忆库里有着各种真实现象的“知觉编码”。我们的各种“判断”无论正误，都属于“逻辑”，而“逻辑”又是依照事物的“客观联系”进行“连接”的；而且各个“逻辑”在“生理”上的“本质”就是大脑里的“神经连接”。

那么一旦有一个“新逻辑”比我们原有的“旧逻辑”更“匹配”大脑想象中区中“真实现象”的“知觉编码”，那么“大脑意识”默认的导存系统，就自然开始工作，把原有的“神经连接”断开，而形成新的“神经连接”。

这就是为什么大脑可以自动进行“升级换代”的原因了。

十三、大脑会变得越来越小吗?

最新研究发现，人类大脑会随年龄增加变得越来越小。不断缩小的大脑可能是作为人类需要付出的代价。研究显示，只有人类的大脑会随着年龄增长而不断缩小。

由乔治·华盛顿大学的彻特一舍尔伍德博士领导的美国研究人员，对99只年龄在10岁到51岁之间的年轻和老年黑猩猩进行了核磁共振成像大脑扫描。并把扫描结果与87名年龄在22岁到88岁的人类大脑核磁共振成像扫描图进行对比发现，随着年龄增长，人类所有大脑结构的容量都减小了。然而不同的是，老年黑猩猩并未表现出与衰老有关的明显大脑变化。

知识链接

据研究表明，说话的时间长对形成更大的大脑有好处，这包括祖母和其他老年人帮助抚养后代。不过科学家表示，这可能会导致“人类遭受更多累积的神经学方面的衰老”。人类在晚年特别容易患老年痴呆症等脑病，而且记忆力和“思维”能力普遍下降。

但人类拥有比任何其他动物更大的大脑。从体能上来说，人类衰老的速度比黑猩猩更加缓慢。

拓展思考

1. 大脑的构造包括什么?
2. 为什么大脑不是一个“完整球体”?
3. 大脑是怎样更新换代的?

你知道脑电波吗

Ni Zhi Dao Nao Dian Bo Ma

现代科学研究已经知道，人脑工作时会产生自己的脑电波，可用电子扫描仪检测出，至少有四个重要的波段。经过研究证实：大脑至少有四个不同的脑电波。

一、“α”（阿尔法）脑电波，其频率为 8Hz～12Hz（赫兹）。

阿尔法脑电波是当我们的大脑处于完全放松的精神状态下，或是在心神专注的时候出现的脑电波。在放松的状态下学习和接受信息会更加快速有效，通常在作某种沉思或倾听令人放松音乐时我们可以处于这种理想的状态。例如，现在出现的一些关于快速学习的技巧，就是基于音乐背景使学习者处于放松状态，比较突出的就是“巴洛克”音乐背景下的训练方法，许多巴洛克音乐作品的速度每分钟 60～70 拍，这与大脑处于“放松性警觉”状态下“波长”很相似。如果在这种音乐的伴奏下将信息传递给接受者，这信息就会很容易飘进你的潜意识。

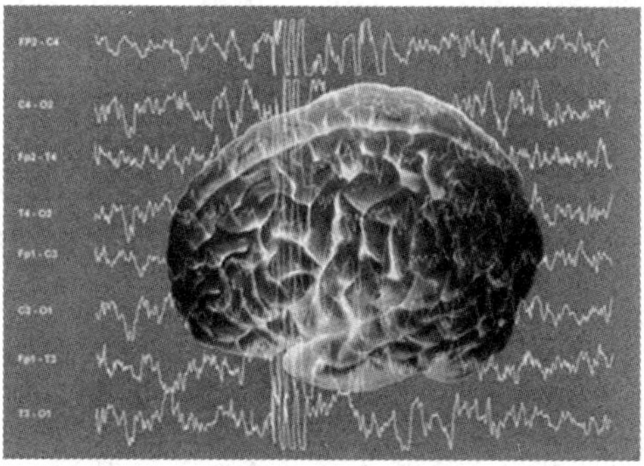

※ 脑电波

但是利用音乐的放松作用进行学习时必须注意音乐的节拍与自身的脑电波频率。否则，收不到理想的效果。道理十分简单，你在学习中使用音乐就会发现，如果你同时想收到四个音乐台，那这时的收音机是不可能发出任何有意义的音乐来的，或是杂乱无章的怪音。人的大脑在学习中也是如此，你必须要清理你的脑电波——即只把它调到一个电台上。

这就是为什么每一个成功的学习课程总是轻轻松松的过程。原因在于，你要有效清理你的思想，使潜意识接收条理清晰和有价值的信息，并将它们存储进大脑中正确的“仓库”之中。在“放松性警觉”状态下，我们能更快更有效地吸收信息，达到理想的学习效果。

二、“β”（贝塔）脑电波，其频率为14Hz～100Hz。

人处于通常的、日常的清醒状态下，会出现这种脑电波。它是一般清醒状态下大脑的搏动状况，在这种状态下，人就会出现逻辑思维、分析以及有意识的活动。当你清晰地用目光观察着这个世界的一切事物，或者你在执行专门任务，你头脑警觉、注意力集中、行动有效，或许可能还有点情绪波动或焦虑不安，这就是典型的β脑波状态的人出现的反映，出现烦恼、忧伤、恐惧、生气、紧张以及兴奋状态。

有的神经科学家按照频率进一步将脑波分成不同等级。有12～16Hz；还有高波（16～32Hz）；K复合波（33～35Hz）；以及超高级β波（35～150Hz）。K复合波仅仅呈短期、迸发式出现，在这种脑电波的影响下可能会找到高创造力与洞察力的焦点。出现超高级β波时，你会有种超脱体外的感觉。

三、“θ”（西塔）脑电波，其频率4Hz～8Hz。

处于这个阶段的脑电波是人睡眠的初级阶段。即当你开始感觉睡意朦胧时——介于全醒与全睡之间的过渡区域，你的脑电波运动速度就变成4～8Hz。

四、“δ”（得尔塔）脑电波，其频率为0.5Hz～4Hz。

它是人深度睡眠阶段的脑电波。当你完全进入深睡时，你的大脑就以0.5～4HZ运动，即δ波。在这个阶段脑电波的影响下，人会处于呼吸深入、心跳慢、血压和体温下降的状态。

拓展思考

1. 大脑有几种脑电波呢？
2. “β”（贝塔）脑电波反映的是什么呢？
3. 人们在什么样的情况下会产生脑电波呢？

大脑的功能

Da Nao De Gong Neng

人类的大脑一直是科学家致力研究的、关于人类的重要领域。脑科学家们公认，人的大脑还有大量的潜力可发掘。根据最新研究，大脑的主要功能是分析产出样本，样本可以点亮丘脑的丘觉前。

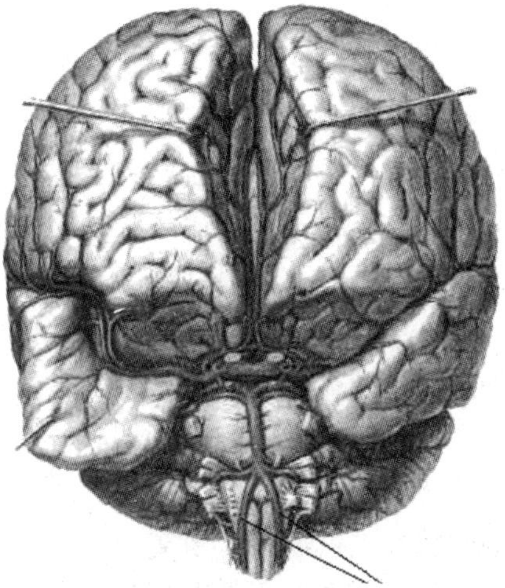

※ 大脑的功能

据报道，美国加利福尼亚大学的布鲁斯·米勒博士曾在人的大脑内发现了“天才按钮”。米勒对 72 名因各种原因导致大脑受过损伤的病人进行研究，发现一个奇特的现象——一旦人的右颞下受过伤，就有可能变成某个领域的天才。例如，一名 9 岁的男孩在部分大脑受损后经过努力竟成了一名天才的力学专家；另有一位 56 岁的工程师，大脑右半球皮质的部分神经元因病受到损伤后却激发了绘画天分，最终成了一位大画家。米勒博士认为这是因为受损神经元坏死后，反而使大脑“天才区”被压抑的天分得以释放出来。

胼胝体的作用是连接大脑的左右半球，具有信息沟通的功能，左右半球借此交换信息。曾经有一个被癫痫折磨的病人，医学家们决定切除其胼胝体，一来也许可以解决患者的痛苦，二来可以研究一下胼胝体对大脑有何作用。待胼胝体切除后，患者的病情果真有所减轻，但据跟踪观察发现，患者的胼胝体切除以后，两个大脑半球便失去了信息沟通，它们“各自为战”，无法了解对方的想法与行为。也就是说，患者在使用大脑左半球的时候，却不知道自己的右脑得到了什么样的信息。

◎脑皮

脑皮也称作大脑皮层。在进化过程中，脑皮按出现的早晚顺序可以分为三个阶段：古脑皮，原脑皮和新脑皮。

1. 古脑皮最早在鱼类中出现，它是原始类型的脑皮，灰质位于内部靠近脑室处，白质包在灰质之外。

2. 原脑皮出现于肺鱼和两栖类，这一阶段的灰质分为三部分，在脑顶部外侧的为古脑皮，新出现的原脑皮位于脑顶部内侧。

3. 新脑皮是自爬行类开始出现的，到哺乳类得到高度发展，神经元数量大增，排列在表层且层次分明，它们通过胼胝体在两半球之间联系，并有上行与下行的纤维与脑干各部分相通，形成一个强大的高级神经活动的中枢。

古大脑是大脑的中心部分，相当于现在所说的大脑髓质部分和脊髓神经，是生命中枢所在地，古大脑是人类没有出现以前就存在的大脑。新大脑是人类大脑的边缘部分，相当于大脑皮质部分，它在地球上有悠久的历史，然而，在这漫长的时间里，变化却不大，而且一直按照古大脑的特征进行演化，事实上，它可以说是古大脑一种功能上的扩大。以鸟类为例，智商不是很高却很会鸣啼的鸟类，其鸣叫鸣啼一般在古大脑就已经产生了，新大脑只是使得这种功能可以变化而已。

正是新大脑的出现使人类的智商愈益发达。古大脑与新大脑发挥功能的原因很不一样，古大脑依靠生物钟的母钟发挥功能，新大脑依靠刺激发挥功能。但是它们又会相互影响，新大脑可以使古大脑产生功能变化，比如心跳和呼吸加快等；古大脑也可使新大脑发育和功能受阻，比如天生的痴呆儿。

▶知识链接

·记块的产生·

记块是由刺激产生的，存储在大脑里神经细胞膜上，并以糖链或脂肪链的形式存在。每个记块有至少一个链，如 1 是一个链，＋是一个链，＝是一个链，2 是一个链，这些链一般位于临近的位置，1＋1＝2 是另一个链，但这个链是一种思维链，因为它是思维的结果，是大脑将 1 记块、2 记块、＋记块在思维规则“＝”的控制下进行组合的结果，在思维中枢里，112＋＝都是存在的，它们是你在学生阶段学到的，在小学里，你第一次学 1＋1＝2 是一种思维，之后它则变成一种回忆，而不是思维了。因为在神经细胞膜上，它已经是一个固定的记块无须思维了。

◎对大脑的探究

目前，有许多科学家在关注这样一个问题，即能否通过人工手段激活人脑中的那些被压迫、被忽略的“天才按钮”，也就是说通过人工手段来塑造天才。对此，米勒博士曾表示，改变一个人的思维方式，甚至于改变其个性和信仰也不是难事，或许，所需要的仅是一把手术刀和少数的神经外科器械。

无独有偶，澳大利亚弗林德斯大学的科学家也认为，人体内的艺术天分，天才潜能可以被人工激活，借助磁场切断人大脑内一些区段就可以达到这一目的。而澳大利亚科学家在 17 名志愿者身上的试验也有力地证明了这一点。在研究过程中，志愿者的整个大脑受到磁刺激，把他们大脑皮质的有关部分断开几秒钟，结果是惊人的。有 5 个人能很快算出某个日子是星期几，另有 6 个人可以凭记忆把马头画到入神，其余的人轻易就能记住好几个通信地址。“天才源于勤奋”的信念受到冲击。或许，在某种程度上，一个人的才能是与生俱来的，关键在于如何找到并启动这些“天才按钮”。

◎运动使大脑更聪明

生命在于运动。运动对于大脑的好处也是显而易见的，研究表明“规律的有氧运动和有一定技巧性的复杂运动相结合，最能起到锻炼大脑的作用。”规律的有氧运动多种多样，适宜不同人群的不同喜好。如慢跑、快走、游泳、蹬车、瑜伽等，这些运动能够带给我们愉快平和的心境，保持愉快的心情，远离失眠的困扰。如果每次坚持不低于 30 分钟的低强度有氧运动，每周运动不少于 3 次，一段时间后入睡速度会加快，入睡时间减短，总的睡眠时间也会延长，对于脑部的养护，提高记忆力、注意力水平都十分有帮助。所以，坚持有规律的有氧运动，可以有效地提高大脑的工作的效率。

技巧性的复杂运动则包括球类、武术、舞蹈类、健美操等，这类运动一般需要身体的多个部位的协调配合，对于锻炼大脑的控制力很有帮助。在进行这些运动时，脑部要进行思考，然后向身体各部分发出指令，例如，网球在挥打的过程中就需要腿部，臂部和眼的有效配合；而舞者不仅要做出符合规范的动作，还要注入情绪，达到传神。

另外，运动增加的血流量可以向大脑供应源源不断的氧气和葡萄糖，以保证脑细胞良好的工作状态。尤其是用脑过度的脑力工作者，由于长期使脑部处于紧绷状态，从而使脑部产生疲劳，工作效率就会降低，因此需要更多的氧气和葡萄糖提高用脑效率，运动就显得更为重要。

◎科学用脑

大脑的耗氧量占人体的1/4，是全身耗氧量最大的器官，因此保证大脑的工作效率的充分条件是保证充足的氧气，这才能够使大脑保持高度的注意力。所以，在从事脑力工作时需要特别注重周围环境的空气质量。

如何使大脑更有效地进行学习和工作？这里也有小小的技巧，且与大脑的构造密不可分。由于大脑 80％以的成分都是水，更重要的是大脑中所有信息的传送都是通过细胞以电流形式进行的，而水是电流传送的重要媒介。所以，在读书或做功课前饮水，对大脑运作很有好处。

另外，听音乐，尤其是舒缓的音乐，对大脑神经细胞的代谢十分有利；平时多与朋友或者陌生人聊天也会起到促进大脑的发育和锻炼大脑的效果；读书看报可以丰富大脑活跃思维；善于观察生活和周围的事物，进行储存和记忆，可以丰富想象力，增加大脑的创造力。

脑部的养护还需要及时补充营养。脂肪、钙、维生素 C、糖、蛋白质、B 族维生素、维生素 A、维生素 E 是对大脑生长发育有着重要作用的物质。所以，富含这 8 种物质的食物都可算作是健脑食物。其中最突出的有：

核桃

核桃是健脑的首选食品，因为它富含的不饱和脂肪酸能够使脑的结构物质完善，从而使人保持良好的脑力。

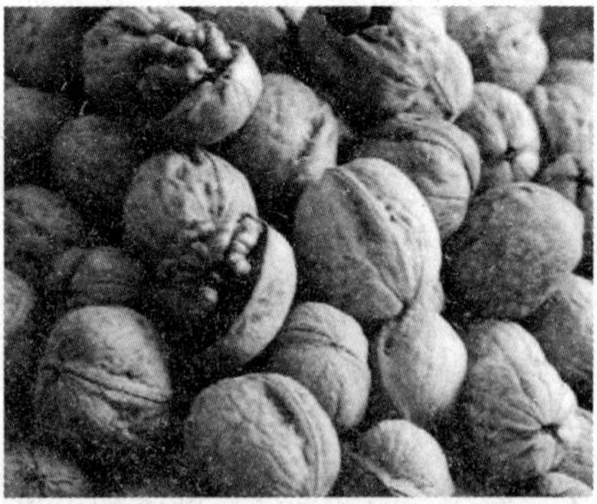
※ 核桃

动物内脏

营养丰富的动物内脏健脑作用大大优于动物肉质本身。因为动物内脏比肉质含有更多的不饱

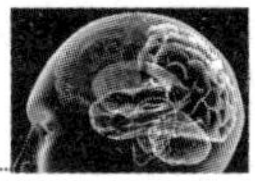

和脂肪酸。

红糖

红糖健脑是因为其中所含的钙元素丰富是糖类中最高的，同时它还含有少量的B族维生素，这些元素对大脑的发育很有利。

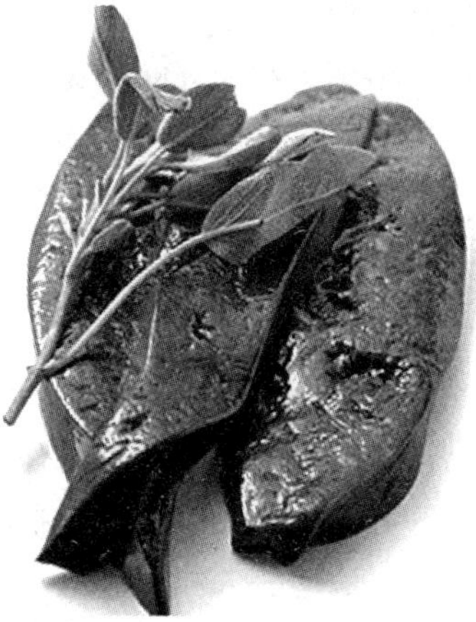

※ 动物内脏

另外如鱼虾类、海藻类、蜂蜜、豆类，鱼头、猪肝、猪脑、瘦猪肉、牛肉、鸡肉、鸭肉、骨髓、海参等，都是非常好的健脑食品。猪肝可养血补肝，有健脑功效。猪脑具有补脑，止头昏的效果。瘦猪肉有滋阴润燥的作用。牛肉具有健脾益胃，健脑的功效。鸡肉可以温中益气、健脑补脑。鸭肉具有滋阴养胃，利水消肿，补脑的作用。骨髓可以补肾壮骨，补益脑髓。海参含有粗蛋白质、脂肪、钙等成分，具有补肾益精、健脑的功效。常吃健脑食物，可以使脑部得到更好的养护。

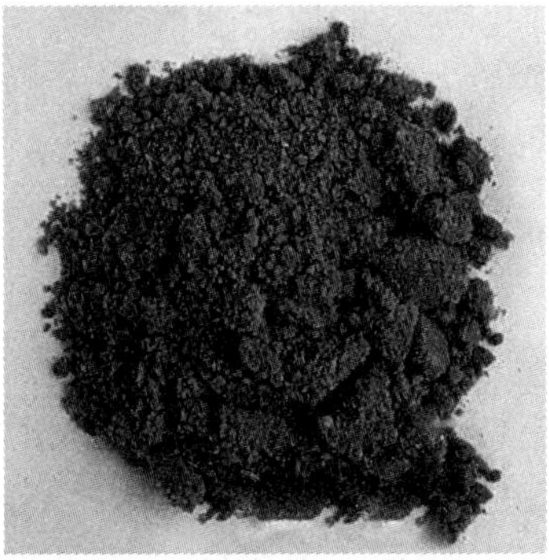

※ 红糖

“吃鱼头可以使人聪明。”这种说法到底有没有科学依据？事实上，鱼头确实对于脑部有很好的补养作用。这是因为鱼头含有蛋白质、氨基酸、维生素和大量微量元素，对补五脏，健脑益智有很好的效果。

大脑像我们的身体一样，需要休息保健，除了补养，还要有正确的休息方法，常思防衰。大脑作为人体进行思维活动最精密的器官。人养生第一要健脑，要防止脑功能衰退，最好的办法是勤于用脑，懒于用脑者，脑功能就会慢慢出现衰退。

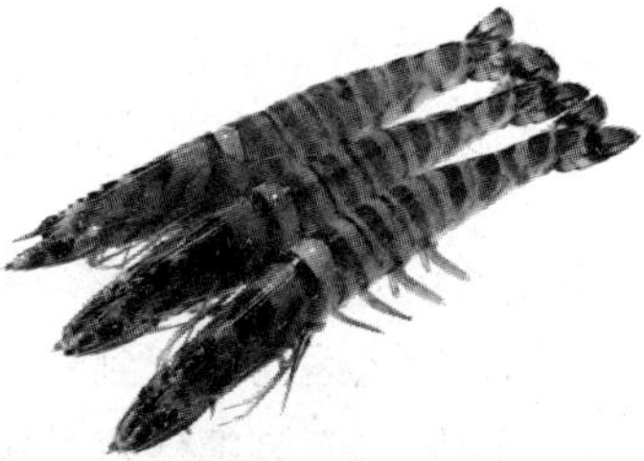

※ 大虾

“用进废退”是自然界的普遍法则，在用脑方面也是如此。人用脑越勤，大脑各种神经细胞之间的联系就

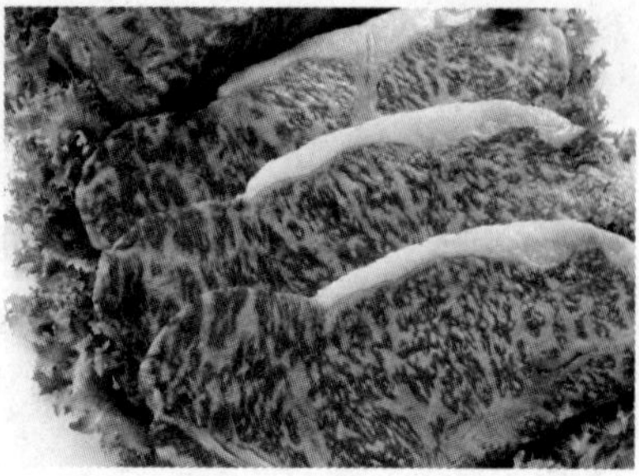
※ 猪肉

越多，形成的条件反射也就会越多。早在中国古代，历史学家司马迁就说过："精神不用则废，用之则振，振则生，生则足。"明代高濂也指出："精神不运则愚，血脉不运则病。"意思就是说不经常用恼人就会变得愚钝，血脉运行不畅就会生病。事实上，人在生活中，勤奋工作，积极创造，可以刺激脑细胞再生提升大脑的活力，是延缓人体衰老的有效方法。但大脑的使用也要劳逸结合，不可过度，注意生活要有规律。

用脑时一定要注意适度，记得调养，不可强用脑。出现以下情况时，要及时修养调整。

(1) 头昏眼花，听力下降，耳壳发热；

(2) 四肢乏力，打呵欠，嗜睡或瞌睡；

(3) 注意力不集中，记忆力下降；

(4) 思维不敏捷，反应迟钝；

(5) 食欲下降，出现恶心、呕吐现象；

(6) 出现性格改变，如烦躁、郁闷不语、忧郁等现象；

(7) 看书时，看了一大段，却不明白其中的意思；

(8) 写文章时，掉字、重复率增多。

以上都是用脑过度的信号，这时，需闭目养神或眺望远景，配合做深呼吸数十次或到户外散步休息片刻。

经常用脑的人，在学习和工作之余，宜常服健脑食疗方剂，如取胡桃仁 100 克，龙眼肉 500 克，蜂蜜 2000 克，将前二味捣碎，拌入蜂蜜封存，每次服 30 克，每日两次，可以养脑补血。也可取银耳 50 克，杜仲 50 克，冰糖 250 克，先将杜仲煎熬三次，取汁去渣，下银耳煮至熟烂，再调入冰糖即成，每日服两次，可以醒脑提神。

拓展思考

1. 什么运动能起到锻炼大脑的作用呢？
2. 你知道该怎样科学用脑吗？
3. 哪些食物对人类的大脑有好处呢？

大脑的奇妙事

Da Nao De Qi Miao Shi

◎两根香蕉可支撑大脑一天

一天之内，大脑消耗的能量低于一台冰箱内的电灯消耗的电能，大脑所消耗的能量两根大香蕉就可以提供。即使如此，大脑却显得非常高效。令人惊奇的现象，只因为绝大多数能量都被大脑用于维护日常运转，而冥思苦想所消耗的能量几乎可以忽略不计。

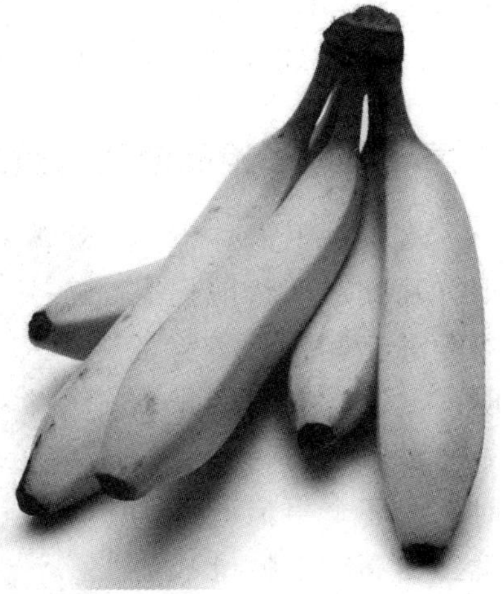

※ 香蕉

然而，并不是说，维持大脑的活动只吃香蕉就可以了。香蕉内含有丰富的糖和纤维物质，有消化和通便等功效。但由于香蕉含有较多的镁元素，空腹吃香蕉会使人体中的镁骤然升高而破坏人体血液中的镁钙平衡，对心血管产生抑制作用，不利于身体健康。空腹时，胃肠内几乎没有可供消化的食物，此时若是吃香蕉，将会加快肠胃的运动，促进血液循环，增加心脏负荷，易导致心肌梗塞。所以，不要空腹时吃香蕉，一般应选择在饭后或不是饥饿状态时吃香蕉比较安全。

另一方面，香蕉里面含有镁，可以调节情绪。如果情绪不稳定，可以通过吃香蕉来调节。

◎频繁倒时差会损坏记忆

经常性倒时差会危害到大脑的健康，所以，经常性横渡许多时区，不但会使大脑受到损伤也会影响到记忆力。究其原因，可能是大脑在人们频繁倒时差过程中释放应激激素，应激激素会损坏顶叶和记忆。当然，除了作为航空人员，一般很少会有人经受频繁地倒时差。此外，实行轮班工作制的人员也面对同样的危险，与经常性倒时差一样，频繁改变工作时间也会给身体和大脑带来压力。

◎大脑难辨噪音中的来电

打手机是现代生活不可缺少的一部分，当在一个嘈杂的屋子里打手机时，噪音会进入话筒并通过手机电路与对方的声音混合在一起，这样就增加了大脑的负担，由于声音相似并混合，大脑将难以识辨。此时，如果将话筒捂住，效果就会好很多。

◎声乐和电子枪战游戏有益大脑

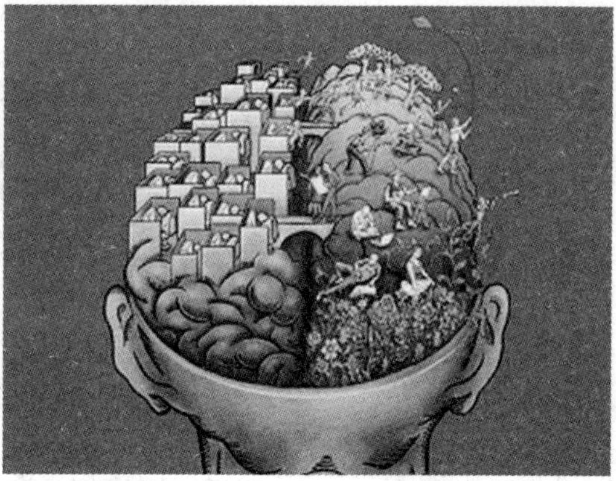
※ 丰富的大脑

游戏对于锻炼大脑很有好处，当然前提是不能沉迷其中。实验证明，如果能持续紧张地处理多重任务，大脑同时处理多个事情的能力就会提高。电脑枪战游戏不失为一个锻炼这种能力的有效方式，大脑在这种设置状态下能够高度集中注意力，并在屏幕上进行有效分配，这样，脑部就会得到一定锻炼。

虽然我们不应鼓励孩子们玩电子枪战游戏，但我们也应该了解这些游戏有其可取之处。

◎大脑有个“笑话中心”

大脑是爱笑的，这一定使你感到惊奇吧！大脑中央前额皮层有一个比较活跃的区域，而且其活跃程度与笑话的可笑程度明显相关，这个区域就是大脑前部的额叶。这一区域与获得报偿和奖赏的愉快感觉有关，大脑通过不同的途径接受笑话，然后将其输送到这一区域，对听到的、看到的笑话做出评估，并发出笑与不笑的指令。

◎大脑对序列情有独钟

对于大脑来说，记住一首歌的旋律或者一首歌的歌词相当困难，但对序列的记忆却情有独钟。因为，在生活中总是不得不记住一些序列性的东西，例如记住公交站牌等。大脑明白只有记住这些序列，每天的生活才可能有效地进行。

◎大脑误会让人见光打喷嚏

在生活中，时常会见到一些人见到阳光或灯光就鼻腔发痒，容易打喷嚏，还有人打不出喷嚏时，看到强光后一下子就打了出来。这是为什么呢?

打喷嚏是用于驱除进入鼻腔的异物而产生的反应。有的人看到光就会主要是因为打喷嚏的控制中心位于大脑内部的侧延脑区域，这个区域的损伤就意味着我们失去打喷嚏的能力。因为眼睛和鼻子的知觉受到同一条三叉神经的支配，当眼睛受到阳光刺激的时候，喷嚏控制中心常常误以为是对鼻子的刺激，故以喷嚏的形式欲将其异物驱逐出去。

◎人不能自己挠痒自己笑

当别人替你挠痒痒的时候，会使你大笑不止；而当你自己给自己挠痒痒时，却不会发出笑声，这是什么缘故呢？事实上，别人给你挠痒时发出笑声，是人类的一种与生俱来对抗恐惧的本能反应，它是人的小脑在起作用。而当人自己挠自己时，人的小脑会发出信号，给大脑的其他部分，不要对这种刺激给予反应。但是，当被别人挠痒时，即便预先知道，小脑却不会发出警告信号，大脑会对外来刺激立刻作出反应，人就会觉得特别痒而发笑了。

◎打哈欠让大脑变得清醒

通常，一个人打哈欠我们会觉得困了，但打哈欠的实际作用却是让大脑变得清醒。因为打哈欠时我们的咽喉会跟着扩张，从引进更多空气进入肺部。当更多的氧气随着血液传送到大脑时，我们的大脑便会更加清醒灵敏。所有的哺乳动物以及半数以上的鸟类都有打哈欠的能力，胎儿在12周以后就会打哈欠了。

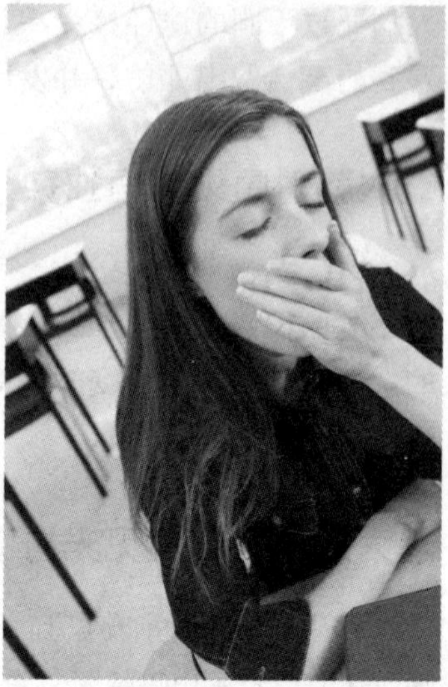

※ 打哈欠

◎高度能让大脑产生幻觉

高度会引起视觉和感觉上的幻觉，甚至会引起一些感情的突变，在登山的过程中，达到海拔2400米以上之后，许多登山者会突然看不见身边的同伴，一些人还会看见自己或者其他人身上发射出光来，有些人甚至看到了自己的第二个身体，伴随而来的还有突然的恐惧感。这是一种高原病。由于缺氧，大脑内部控制视觉、听觉甚至情感活动的区域受到了干扰，从而使人产生各种各样的幻觉。

左脑和右脑

▶知识库

大脑是人的智囊。大脑分为左半球和右半球。左半球是管人右边的一切活动的，一般左脑具有语言、概念、数字、分析、逻辑推理等功能；右半球是管人左边的一切活动的，右脑具有音乐、绘画、空间几何、想象、综合等功能。

一般而言，人的左右半脑不是平衡发展的，绝大多数人的左脑比右脑发达。而全球10%的人右脑比左脑发达，相对于“右撇子”，他们都是“左撇子”。

左右脑的发育程度不同，隐含了人很多特质和天赋秘密。大脑的左半球集中了理解数学和语言的脑细胞；而右半球主要是发挥情感、欣赏艺术的脑细胞集中地。

右半脑发达的人：因为右脑作为祖脑，左脑是右脑的分机，所以在知觉、想象力方面有可能更强一些；思考问题以及处理事情反应方面有可能更快一些；而且知觉、空间感和把握全局的能力都有可能更强一些，在各种动作上相对更敏捷一些。

1. 右脑经常从事创造性思维。右脑统观全局，不拘泥于局部的分析，他们大胆猜测进行跳跃式前进，形成直觉思维。直觉思维甚至可以变成一种先知能力，通过直觉，某些人甚至可以预知未来的变化，事先做出重大决策。

2. 更善于判断各种关系和因果。

3. 有耐心、细心认真的品质；爱好学习感兴趣的知识和事物。

左半脑发达的人：左脑的记忆回路相对于右脑是低速记忆，左脑记忆是较右脑较为缓慢短暂。但处理语言问题时人们左脑相对活跃，同时左脑发达的人处理事情比较有逻辑、条理。

1. 左脑发达在社交场合比较活跃，善于判断各种关系和因果。

2. 左脑发达善于统计，方向感强。

3. 左脑发达善于组织。

4. 左脑发达善于做技术类、抽象的工作（如电脑编程）。

男性与女性的用脑方法也略显不同。男性根据右脑和左脑各自不同的分工使用大脑；相比之下，女性却可以同时使用左脑和右脑。

大脑皮层的构造不同是男性和女性大脑的最大区别。女性大脑有特别发达的沟通交流能力，女性一般细致、敏感，能够通过察言观色来了解对方的心理，直觉也很灵敏。从脑部构造上看，女性左右脑的脑梁部分粗于男性，因此左右脑可以顺利地同时使用。但多数女性的方向感较弱，男性较强。

知道吗？我们的大脑最喜欢吃糖。因为只有糖能顺利透过脑障碍而进入脑组织被脑细胞吸收利用。

大脑还喜欢“吃”蛋白质中的胱甘肽。谷胱甘肽多储存于动物的肝脏和血肉中，所以动物的肝脏对于血肉是健脑的佳品。

大脑还要吃一些卵磷脂。卵磷脂在蛋黄、黄豆内含量很多，所以人应多吃些蛋黄和黄豆等食品。

大脑还要“吃”维生素和某些微量元素，这就应多吃菠菜、胡萝卜、橘子等蔬菜水果，这样才有利于大脑的健康成长。

拓展思考

1. 你知道大脑的笑话中心在哪儿吗？

2. 右脑最重要的贡献是什么呢？

3. 人的左脑是管什么的呢？

大脑里的小脑

Da Nao Li De Xiao Nao

小脑对于调节身体平衡和协调肢体运动有十分重要的作用。小脑位于大脑半球的后方，在胚胎早期由菱脑分化而来，小脑与大脑、脑干和脊髓之间有丰富的传入和传出联系，小脑通过这些联系参与躯体的平衡和肌肉的张力调节，以及随意运动的协调。

◎小脑的形态结构

小脑的中部狭窄称小脑蚓，两侧膨大部称小脑半球，小脑下面靠小脑蚓两侧小脑半球突起称小脑扁桃体。

小脑的内部由皮质和髓质（髓体）构成。

小脑按形态结构和进化可分为：绒球小结叶，小脑前叶，小脑后叶。按机能可分为：前庭小脑，脊髓小脑，大脑小脑。

前庭小脑主要功能是调整肌紧张，维持身体平衡。脊髓小脑的功能为控制肌肉的张力和协调。大脑小脑则影响到运动的起始、计划和协调，包括运动的力量、方向和范围的确定。

◎小脑的进化

圆口类的七鳃鳗出现原始的小脑。在大多数鱼类中，小脑体积小且表面光滑，并不发达。软骨鱼纲中的鲨鱼小脑较大，表面甚至出现沟裂，这是比较特殊的情况。两栖类和爬行类的小脑不发达，表面也缺乏沟回。少数在海中洄游的龟类小脑的体积在整个脑中占有较大的比重。

神经核团的出现最早见于爬行类的小脑内部，这标志着小脑接受传入信息和传出联系增多。鸟类有非常发达的小脑，在种系发生上显得突出。它的小脑体积大，表面沟回紧凑，位于内侧的新小脑部分特别发达，接受来自脊髓的传入纤维和来自上位脑结构的投射纤维数量增多，与之相应的传出联系也更为广泛，因而脑桥及橄榄核亦随之发达。

哺乳类的小脑进一步发展，新小脑、旧小脑及古小脑分部清晰，表面的沟会变得更为复杂，神经核团更加分化、发达，其生理功能也更为完善和重要。

◎小脑解剖学

在外观上，小脑中间有一条的狭窄部分纵贯上下，称为蚓部，蚓部两侧是小脑半球。在小脑蚓部和半球表面分布着横行的沟和裂，将小脑分成许多回、叶和小叶。在这些横贯小脑表面的沟和裂中，小脑根据后外侧裂和原裂分叶，后外侧裂将小脑分成绒球小结叶和小脑体两大部分，原裂则将小脑体分成前叶和后叶。这样，小脑的三个横向组成即前叶、后叶和绒球小结叶。

绒球小结叶是小脑最古老的部分，它出现时最早被称为古小脑，它的主要作用是调节躯干肌肉的活动，维持肌紧张、身体平衡和姿势等。前、后叶的蚓部及后叶蚓部的后外侧部出现得稍晚，称为旧小脑，其主要功能是关于头部和身体的本体感受和外感受的传入信息，有调节肌紧张的作用。小脑半球的大部分和部分蚓部发展得最晚，称为新小脑，它在人类最为发达，主要接受经脑桥接转的来自大脑皮质的纤维，参与调节由大脑皮层发起的随意运动。在肌肉的协调运动过程中扮演着重要的角色。

小脑的表面是一层灰质，叫做小脑皮层；皮层的下方是小脑髓质。小脑皮层分为三层，从表及里分别为分子层、浦肯野氏细胞层和颗粒细胞层。在小脑左、右半球深部的髓质中，每侧各埋藏着四个由神经细胞群构成的神经核团，由内侧向外侧分别为顶核、栓状核、球状核和齿状核，其中的栓状核和球状核常合称为间位核。

小脑与外部的联系通过三对由小脑传入和传出纤维组成的巨大神经纤维束进行，分别称为上、中、下小脑脚或小脑臂。小脑借这三对脚与脑干相连，是小脑与外部联系的必经之路，而且通过它们联系于其他的神经结构。在小脑脚中，传出纤维占 1/4，而传入纤维约占 3/4。

从解剖学特征来看，小脑由内侧区，外侧区和间位区三个纵向区组成。小脑的内侧区是由蚓部皮层和它所投射到的顶核共同组成，该纵区的作用是调整整个躯体的姿势、肌肉紧张和平衡；外侧区是半球皮层和齿状核组成的，控制着同侧肢体的灵巧运动；间位区是由旁蚓皮层和间

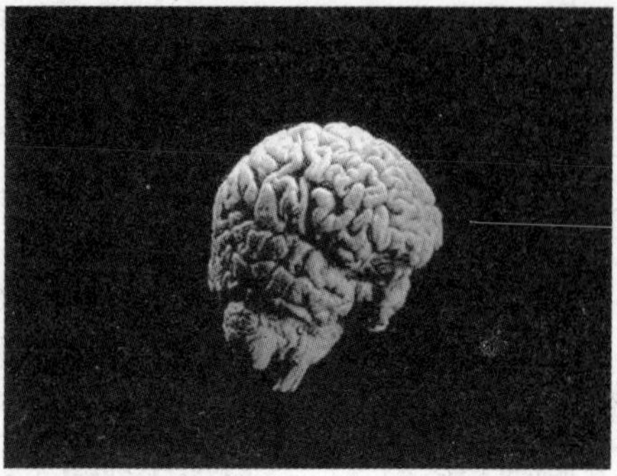

※ 大脑形似肠子

位核组成的，与外侧区作用相似，也是管理同侧肢体的姿势和运动的灵巧。

在小脑的传入方面，一般有两个传入系统分别为苔状纤维和攀缘纤维。苔状纤维传入系统包括来自身体的本体感受器和外感受器的冲动，通过脊髓小脑束、楔小脑束传至小脑前叶，以及来自脑干及小脑深部核团的冲动，通过网状核群经网状小脑束投射到小脑前叶和蚓部。另有来自大脑皮层的冲动，经皮层脑桥束下行到达脑桥核，再经脑桥小脑束投射到新、旧小脑的皮层。所有这些传入小脑的纤维共同组成了苔状纤维传入系统。

攀缘纤维传入系统包括来自大脑皮层、脑干网状核群、红核以及小脑深部核团的冲动，投射到延髓的下橄榄核，然后投射到对侧的全部小脑皮层。在形态学和生理学特征上，它与苔状纤维和攀缘纤维有着很多不同。这种单胺能神经纤维的数量较苔状纤维和攀缘纤维要少得多，这种系统在小脑起一种调节作用，而不是像苔状纤维或攀缘纤维传入系统那样起着特异信息的传递作用。

◎小脑的功能

因为小脑与大脑、脑干等有着丰富的联系，在信息传送中有十分重要的作用，小脑参与躯体平衡和肌肉张力（肌紧张）的调节，以及随意运动的协调，就如同一个大的调节器。人在喝醉酒时走路会晃晃悠悠，就在于酒精麻痹了小脑，使其暂时失去了调节躯体平衡的能力。

调节躯体平衡

小脑对于调节躯体平衡有重要作用，小脑的平衡调控是由绒球小结叶即古小脑执行的。

绒球小结叶作为中枢装置，对躯体的平衡调节是一个反射性过程。前庭器官感知到躯体的平衡变化信息，就会通过前庭神经和前庭核传入小脑的绒球小结叶，小脑据此发出对躯体平衡的调节冲动，经前庭脊髓束到达脊髓前角运动神经元，再经由脊神经传达到肌肉，协调了有关颉颃肌群的运动和张力，从而实现对躯体调节。例如，当人处于站立状态，头向后部仰时，膝和踝关节将自动地作屈曲运动，以对抬头后仰造成的身体重心的转移，使身体保持平衡而不跌倒。在这一过程中，配合头向后仰膝与踝关节作的辅助性屈曲运动，就是由于小脑发出的调节性冲动，协调了有关肌肉的运动和张力的结果。

一旦绒球小结叶受到损伤，躯体的平衡机能将受到破坏。如果绒小结叶受损伤或压迫，人的身体平衡将严重失调，身体出现倾斜，走路时步态蹒跚。另外，蚓部皮层也接受与躯体平衡有关的本体感觉和视觉冲动的传入，在顶核与前庭核之间遍布着许多纤维。因此，由蚓部皮层和顶核组成的纵向内侧区也参与了躯体平衡，主要是调节站立，所以，内侧区的损伤也会造成平衡和站立的困难。

调节肌紧张

肌紧张是肌纤维群收缩从而使整个肌肉处于轻度收缩的状态以维持躯体站立姿势的一种基本反射活动。小脑有调节肌紧张活动的功能，其调节作用表现为抑制肌紧张和易化肌紧张两个方面。

抑制肌紧张起主要作用的是小脑的前叶蚓部，这在去除了大脑动物身上表现得最为明显。刺激去大脑的猫小脑前叶的蚓部，可以减弱动物因去大脑而造成的伸肌过度紧张现象；如果切除该部位则使去大脑僵直加强，这些现象都说明小脑有抑制肌紧张的作用。在人类，这个部位的损伤则引起肌无力或低紧张现象。通过脑干网状结构中的肌紧张抑制区和易化区小脑前叶对于肌紧张的抑制或易化作用得以实现。此外，小脑还可以通过前庭外侧核调节肌紧张活动。从蚓部皮层经顶核到前庭外侧核的间接投射则是一条兴奋性的通路，顶核可以通过这条通路加强前庭外侧核的活动，其最终结果是使肌紧张活动加强。所以，小脑蚓部皮层的损伤，会使去除大脑动物的僵直现象加强；顶核的损伤则使去除大脑动物的肌张力减弱。

协调随意运动

大脑皮层发动的意向性运动称随意运动，小脑的半球部分对随意运动进行协调，即新小脑的协调作用。

新小脑受到损伤的话，将会导致受害者的肌紧张减退和随意运动的协调性紊乱，称为小脑性共济失调。主要表现有：①运动的准确性发生障碍。产生意向性震颤现象，当病人留意做某动作，如用手指鼻时，手指发生颤抖，愈接近目标，手指颤抖得愈厉害，因而不能把握运动的准确方向。②动作的协调性发生障碍。病人的动作会失去连贯性，运动时动作分解不连续。例如，当一个方向的运动完成并需要转换运动方向时，病人必须先停下来思考下一步的动作，才能再重新开始新的运动。运动中表现出来的这些症状，说明新小脑对随意运动起着重要的协调作用，这种协调作用，是小脑对大脑皮层和脊髓活动进行调节的结果。

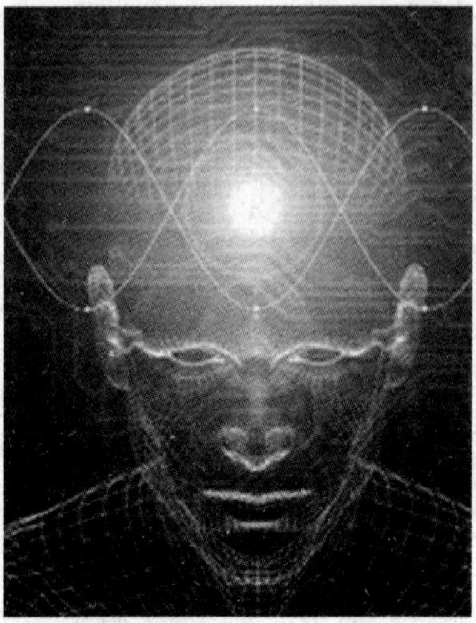

※ 人头部的网状式

在大脑皮层与小脑之间有许多双向的神经连接，大脑皮层发出传导运动信息的锥体束在下行过程中，有侧枝在脑桥的脑桥核换神经元，再由脑桥核发出纤维进入小脑，形成皮层—脑桥小脑束；而小脑向大脑皮层的投射，由新小脑皮层的浦肯野氏细胞的轴突投射到深部的齿状核，再由齿状核发出纤维，经丘脑腹外侧核到达大脑皮层的运动区，这就形成了齿状核—丘脑皮层束，这两条传导束构成了小脑调节大脑皮层运动区活动的基本环路。

当大脑皮层运动区将引起肌肉收缩的运动冲动经锥体束传向脊髓的时候，也同时传达到小脑。相关肌肉发生收缩，肌肉中的肌梭等本体感受器又将它们所感受的有关肌肉运动的本体冲动，经脊髓小脑束传入小脑。这样在随意运动进行时，小脑就会收到大脑皮层给出的引起运动的指令，又获取了肌肉执行运动指令的信息。在对两者进行比较之后，小脑皮层发出的冲动进行调整，再反馈到大脑皮层运动区，通过易化或抑制作用相应的调整了大脑皮层运动区的活动。在另一方面，小脑在接受脊髓小脑束传来的肌肉运动的本体信息后，还经红核和红核脊髓束将调节性冲动传向脊髓，调整运动神经元的活动。小脑在随意运动中调节着大脑皮层运动去和脊髓的活动，从而保证机体的运动能够准确、平稳和顺利地进行。

在随意运动的起始和完成中，新小脑皮层的外侧部和内侧部及其相应的投射核团齿状核和间位核有着不同的作用。小脑皮层的外侧区和齿状核，通过其与大脑皮层之间的交互联系，在随意运动发生时参加随意运动的设计和运动程序的编制；而小脑皮层的间位区和间位核则执行随意运动的指向命令。例如，在猴子开始做腕关节的屈或伸展运动之前，小脑深部的齿状核和间位核就有细胞放电的变化，但是，齿状核细胞的放电变化却发生在间位核细胞之前，放电形式也比较复杂，这种反应时间的先后及反应形式的差别，表明小脑半球的这两个纵区及其相应的投射核团在随意运动中有不同的作用。

小脑与心血管活动和运动性的学习记忆也有一定的关系。小脑顶核的嘴侧部收到电刺激能够引起明显的心血管反应，会出现明显的动脉血压升高、心率加快、心律异常，压力感受性和化学感受性调制作用的改变等，这种心血管反应即是顶核升压反应。

小脑的绒球小结叶对于保持身体平衡有很大作用，动物切除绒球小结叶后则平衡失调。实验观察到，切除绒球小结叶的猴会导致平衡功能失调而不能站立；但其随意运动不会受到影响，依然能很好地完成吃食动作。在第四脑室附近出现肿瘤的病人，就是由于肿瘤压迫损伤绒球小结叶，患者会出现站立不稳的现象，但其仍有很好的肌肉运动协调能力。

小脑前叶是小脑调节肌紧张的关键部位，前叶蚓部具有抑制肌紧张的作用，而前叶两侧部具有易化肌紧张的作用，它们分别与脑干网状结构抑制区和易化区有结构和功能上的联系。

随意运动的协调也与小脑半球有密切的关系。小脑半球与大脑皮层是双向性联系，大脑皮层的一部分传出纤维在脑桥换神经元后，投射到小脑半球；小脑半球的传出纤维则在齿状核换神经元，从齿状核发出的纤维可以直接投射到丘脑腹外侧部分或经红核换元后再投射到丘脑腹外侧部分，转而投射到大脑皮层，这样就形成了大小脑之间的反馈联系。这一反馈联系对大脑皮层发动的随意运动起调节作用，在人类中表现得最为明显。

小脑半球损伤后则不能很好地控制随意动作的力量、方向、速度和范围，同时出现肌张力减退、四肢乏力症状。患者不能完成精巧动作，肌肉在完成动作时抖动而把握不住动作的方向（称为意向性震颤），行走摇晃呈酒醉蹒跚状，动作迅速时协调障碍也更为明显。病人不能进行拮抗肌轮替快复动作（例如，上臂不断交替进行内旋与外旋），但静止时不能看出肌肉有异常的运动。因此说明，小脑半球是对肌肉在运动过程中起协调作用的。小脑半球损伤后的动作性协调障碍，称为小脑性共济失调。

▶知识链接

·小脑萎缩症状·

小脑萎缩是一种脑部疾病，以损害脊髓及小脑为主，多是家族遗传。由于病灶范围和发展过程形态不一，小脑萎缩的临床症状亦有多种类型，其主要症状表现为走路不稳、动作不灵、握物无力、言语不清，有的患者还会出现头晕、头重、头胀、头痛，伴有复视或视物模糊的情况，吞咽发呛，书写颤抖，大小便障碍等。小脑萎缩的主要表现是共济失调，因此护理上主要是协助病人多进行肢体锻炼、改善平衡能力、延缓共济失调性残疾。

目前，该病的病因尚不能完全揭示，也没有有效的治疗方法，但全世界学者仍在不断探索该病病因，积极寻找治疗方法。我国中医理论认为：此病病位在脑但定位在肾，治疗的关键在于补肾、益气、活血、健脑、豁痰、开窍。

小脑机能丧失症状如下：

1. 共济失调：由于小脑缺失了调节作用，病人会站立不稳，摇晃、步态不稳，为醉汉步态：行走时两腿远分，左右摇摆，双上肢屈曲前伸如将跌倒之状，双足合并站立时有困难。一般不能用一只足站立，但睁眼或闭眼对站立的稳定性影响不大。笔迹异常是臂、手共济失调的一种表现，字迹不规则，笔画震颤。一般写字过大，而震颤麻痹多为写字过小。

2. 爆发语言：症状为言语缓慢，发音冲撞、单调、鼻音，类似“延髓病变的语言”，但后者常伴有声带或软腭麻痹，而小脑性言语为共济运动障碍，并无麻痹。

3. 辨距不良或尺度障碍。

4. 轮替动作障碍。

5. 协同障碍。

6. 反击征。

7. 眼球震颤。

8. 肌张力变化：肌张力变化较难估计。

损伤绒球小结叶会造成平衡失调和站立不稳，不能行走，跨步过宽、步态蹒跚（躯干或轴性共济失调），但闭眼时共济失调不会加重，这可与后索病变引起的共济失调相区别。小脑性共济失调主要与肌群活动不协调有关，故称为绒球小叶综合征。

损伤小节使前庭功能的冷热和旋转测试反应消失。是因为，损伤后产生躯干共济失调，但损伤仅限于旧小脑是少见的。

蚓部病变，症状经常是躯干共济失调与言语障碍。肢体异常较少，张力也正常。目前有一注意的事实，即大部分（慢性）弥散性小脑萎缩的病例，蚓部与半球之退行病变的程度相等，而临床上主要是躯身共济失调与语言障碍，肢体异常较轻。这说明大脑通过大量投射联系对新小脑发生了代偿。

关于爆发语言的定位意义。导致原因主要是两侧病变或中间的蚓部病变，特别是蚓部与两侧半球前部病变时。个别局限性小脑萎缩病例仅有蚓部及半球的邻近部分病变，临床上即有严重的爆发性语言；酒精中毒时可发生以旧小脑为主的迟发性萎缩。

拓展思考

1. 小脑的结构是什么样的？
2. 小脑的表面有一层什么东西？
3. 你知道小脑萎缩会出现什么症状吗？

大脑里的丘脑

Da Nao Li De Qiu Nao

丘脑作为间脑中最大的卵圆形灰质核团，在第三脑室的两侧，左、右丘脑由灰质团块相连。丘脑是意识产生的核心器官，丘脑的功能就是合成发放丘觉。

◎丘脑的组织形态

由于丫形的白质板分隔，丘脑分为前、内侧和外侧三大核群。

丘脑的核团及其纤维联系

位于丘脑前结节的深方是丘脑前核，它接受发自乳头体的乳头丘脑束，发出纤维投射至扣带回。丘脑内侧核主要功能是接受丘脑其他核的纤维，发出纤维投射到额叶前部皮质。丘脑外侧核又可分为较小的背侧部和较大的腹侧部。背侧部接受丘脑其他核团纤维，发出纤维至顶叶皮质；腹侧部与脊髓、脑干以及小脑有广泛联系。

底部

丘脑底部是中脑被盖与背侧丘脑的过渡区，其中有丘脑底核和 Forel 氏区。主要机能是接受苍白球和皮层运动区的纤维，发出纤维到红核、黑质及中脑的被盖。

后部

丘脑后部位于丘脑后外侧的下方，包括内侧膝状体、外侧膝状体和丘脑枕，且它们的机能各不相同。内侧膝状体主要是接受外侧丘系的听觉纤维，发出纤维组成听辐射，投射至颞叶皮质听区。外侧膝状体接受视束的纤维，发出纤维称视辐射，投射到枕叶皮质。丘脑枕的深方为枕核，它接受内、外膝状体核发出的纤维，发出纤维至顶下小叶、枕叶和颞叶后部的皮质。

上部

在第三脑室顶部周围是丘脑上部。它由左右三角、连合以及后方的松果体组成。因为丘脑上部起于嗅觉中枢的丘脑髓纹止于三角的灰质，自灰质发出纤维到脑干的内脏运动核，所以，丘脑上部与嗅觉内脏反射相关。

下部

丘脑下部有两大特点：一是有不多的、联系复杂而广泛的神经细胞；二是有内分泌神经元，它具有普通神经元的特点，又具有内分泌细胞合成激素的功能。体积不大的丘脑下部控制着机体多种重要机能活动，如水代谢、体温调节、脂肪代谢等。

◎丘脑与意识

一般情况下，人们会把丘脑简单定义为感觉中继站，但这是毫无根据的。那么，丘脑、大脑、小脑、下丘脑、基底核都有哪些功能又有怎样的联系？意识又是怎样产生的呢？

所有的脑，包括丘脑、大脑、小脑、下丘脑、基底核等都是由神经元构成，神经元中遗传有信息，脑部要对其进行整理、组织遗传信息，使之有序化、条理化。脑的主要功能就是经过神经元一级一级的信息交换传递，获得一个有意义的信息集合，这个过程称为样本分析。神经元一级一级进行信息交换传递的过程称为分析，有意义的信息集合即为样本。

样本分析是脑的主要功能，包括大脑、小脑、下丘脑、基底核等，这些脑的主要功能都是进行样本分析。而丘脑作为一个十分特殊的器官，其神经元中的遗传信息具有觉知特性，丘脑能够将各个遗传信息合成为一个特殊的信息集合，这个具有特殊性质的信息集合是对事物觉知，称为丘觉。丘觉的合成发放活动，样本的分析产出活动，本质上就是反射活动。

丘脑简单来说就是发放丘觉的器官，是“我”的本体器官，丘觉活动在大脑联络区，意识便在大脑联络区得以实现，丘脑的唯一而重要的功能就是合成发放丘觉。

丘脑使大脑产生知觉和意识，丘脑由含有遗传信息的神经元构成，丘脑的功能就是将数个神经元的信息合成为丘觉，并发放到大脑联络区，使大脑产生觉知，也就产生了意识。丘觉是想法、是念头，是意识的核心。虽然脑部结构众多，但并不是所有的脑都能合成丘觉，丘觉只在丘脑中产生，只能是丘脑合成发放出来才能产生意识。

丘脑够合成发放丘觉产生意识，却不是意识活动的场所，意识也不存在于丘脑中。大脑联络区才是丘觉的活动场所，丘觉能够使大脑产生对事物的觉知，产生对事物的“知道”“明白”。丘脑通过联络纤维将丘觉发放到大脑联络区，在大脑联络区产生意识。所以，如果丘脑、大脑联络区、联络纤维发生了损伤或病变，产生的症状相同，都将导致意识的缺损或丧失。

正如摄像头可以将摄取的景物转换成信号，电脑的处理器经过处理，可以将这棵树显示在屏幕上，但电脑不能知道这是一棵树，也不能产生“树”的意识。我们的眼睛就如同摄像头，可以将“树”转换成信息传递到大脑，大脑如同电脑的处理器，可以对视觉信息进行分析，在大脑联络区显示这棵树，但还不能产生“树”的意识，对“树”的意识是丘脑发放的，是丘脑告诉大脑的。丘脑合成“树”的丘觉并发放到大脑联络区，“告诉”大脑这是一棵树，大脑产生对“树”的觉知，“树”的意识就形成了。

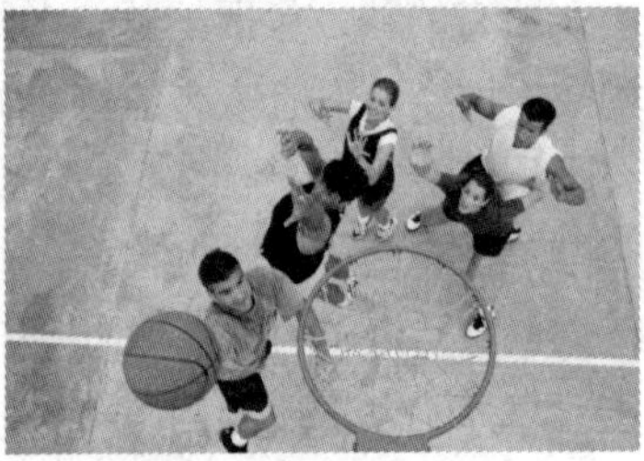

※ 打球可以使大脑聪明

我们可以同时用眼睛看到很多事物，但将事物区分开来的并不是眼睛，它不具备这样的功能。视神经将看到的所有事物全部转化为信息，传递给大脑枕叶，大脑枕叶对这些信号进行分析，分离出各种事物，将每个事物用一个样本来表示，于是，我们对事物的认识有了区分。

进行样本的分析产出是大脑、小脑、下丘脑、基底核等的主要功能，但不同的脑分析产出不同类型的样本，大脑分析产出的样本与觉察、认识有关，下丘脑产出的样本与情绪有关，小脑、基底核产出的样本与运动指令有关。耳朵也是如此，如同拾音器，能够接收各种音频的信号，但不能将区分一段音频信号中的各个词句，每个词句是由大脑颞叶进行分析产出形成样本。

所以，如果大脑枕叶发生病变，病人就不能知道看到的是什么，甚至什么都看不到，如果大脑颞叶发生损伤或病变，病人不能理解话语的含义。枕叶、颞叶的不同功能区发生损伤或病变，会导致不同的样本缺失或丧失，从而导致不同的失认、失写、失听等症状，但这些功能的缺失在一定程度上是可以弥补的。

丘觉一般不会随意合成发放，特别是关于客观事物的丘觉，需要样本激活才能由丘脑合成，样本的分析产出是大脑（还有基底核、小脑、下丘脑、杏仁核等）的功能，大脑有着极其强悍的样本分析功能，通过对视、听、触等信息的分析，产出需要的样本到丘脑，激活丘脑的功能，合成一个相应的丘觉发放到大脑联络区进而产生意识。

激活丘觉进入意识是大脑分析产出样本的目，如果杂乱无章的信息激活丘觉，只会引起意识的昏乱，样本具有一定意义的条理化信息，大脑经过舍弃无用信息、填补有用信息、放大主要信息、简化次要信息等多种形式的分析，以获得一个有意义的完整信息，这个信息与传入信息相匹配，并在丘觉产生清晰意识。

两个大脑联络区是意识活动的场所，一个是大脑额叶联络区，一个是大脑后部联络区，这两个联络区都可以产生意识。正常状态下，两个联络区的意识活动可以同时存在，且处于主导地位的是大脑额叶联络区。大脑额叶联络区是各种意识汇集的场合，在清醒状态下一直处于活动状态，如果人处于睡眠状态大脑额叶联络区是不活动的。当大脑额叶联络区的活动被逐步抑制，人就逐步进入睡眠状态，如果大脑额叶联络区突然活动，人也就突然清醒。在大脑额叶联络区休眠时，如果大脑后部联络区单独活动，这时就表现为做梦，也是意识活动的一种形式。

▶知 识 窗

·研究新进展·

丘觉是丘脑中先天遗传的一种十分特殊的结构，丘觉可以自身蕴含意思并能发放意思，当丘觉发放意思时也就产生了意识。丘觉自由发放或被样本点亮发放，这时就产生意识。

样本是事物在脑中的符号，形成于后天学习过程中，广泛分布在大脑、下丘脑、纹状体、小脑及其他神经结构中。丘觉能够发放无限广泛的意思，样本的数量也非常庞大，样本与丘觉通过学习建立的意义对应关系就是联结，样本经由联结纤维点亮丘觉产生意识。

产生意识必需的三个条件是丘觉、样本、联结，其中，丘觉是意识的内核，样本是意识的外壳，联结是点亮的路径，点亮是产生意识的方式。丘觉不是随意发放的，必须由样本点亮，样本通过联结路径点亮丘觉产生意识的理论，称为心理原理。心理原理共包括分立原理、发放原理、互动原理、交换原理、联结原理五个原理。

大脑分析产出的样本是表示事物的信息，但样本只是表示事物的信息，相当于一些符号，有丘觉的支持才能够进入意识。因为丘脑、大脑、小脑、下丘脑、基底核的神经元，通过遗传获得的信息是有限的，能够分析产出的样本以及合成发放的丘觉都是有限的，因此我们的意识范围也是有限的，比如我们不能看到暗物质、紫外线，也不能听到超声波、次声波。有少数的人遗传有常人没有的遗传信息，分析产出的样本以及合成发放的丘觉超出了常人，能够看到常人无法无法看到的事物，听到常人无法听到的声音，我们将这种能力称为特异功能。

由于能够进行样本分析产出的脑众多，大脑额叶、大脑后部、小脑、下丘脑、基底核等，都是各自独立分析产出样本的结构，常常会导致样本活动、丘觉活动失衡，严重者会导致神经活动异常，产生各种精神病症，如痴迷、偏执狂、精神分裂症、强迫症以及网瘾、毒瘾、赌瘾、烟瘾、酒瘾等，这些精神病症实质上并不是生理性病症，多是心理活动失衡造成的，是可以通过心理手段治愈的，如果采用手术方法去治疗，不但是一种无知和犯罪，而且达不到理想的治疗效果。

◎联络纤维

根据我国神经生理学家张香桐的意见，丘脑大致有三大类细胞群。

第一类细胞群是接受感觉的投射纤维，并经过换元进一步投射到大脑皮层感觉区的那些细胞群，例如，后腹核的外侧与内侧部分（分别称为后外侧腹核和内侧腹核）、内外侧膝状体等。后外侧腹核为脊髓丘脑束与内侧丘系的换元站，与躯干、肢体感觉的传导有关；后内侧腹核为三叉丘系的换元站，与头面部感觉的传导有关。后腹核发出的纤维向大脑皮层感觉区投射，不同部位传来的纤维在后腹核内换元有一定的空间分布，下肢感觉在后腹核的最外侧，头面部感觉在后腹核内侧，而上肢感觉在中间部位；这种空间分布相对应于大脑皮层感觉区的空间定位。内侧膝状体是吸觉路的换元站，发出纤维向大脑皮层听区投射。外侧膝状体是视觉传导路的换元站，发出纤维向大脑皮层视区投射。因此，上述细胞群是所有特定的感觉冲动（除嗅觉外）传向大脑皮层的换元接替部位，称为感觉接替核。

第二类细胞群是接受丘脑感觉接替核和其他皮层下中枢来的纤维，但不直接接受感觉的投射纤维，经过换元，发出纤维投射到大脑皮层的某一特定区域。例如，丘脑前核接受下丘脑乳头体来年纤维，并发出纤维投射到大脑皮层的扣带回，主要机能是参与内脏活动的调节；丘脑的外侧腹核主要接受小脑、苍白球和后腹核的纤维，并发出纤维投射到大脑皮层的运动区，其机能是参与皮层对肌肉运动的调节；丘脑枕接受内侧与外侧膝状体的纤维，并发出纤维投射到大脑皮层的顶叶、枕叶和颞叶的中间联络区，参与各种感觉的联系功能。此外，丘脑还有许多细胞群，发出纤维向下丘脑、大脑皮层的前额叶和眶区或顶叶后总部联络区等区域投射。以上这些细胞群投射到大脑皮层的联络区，在功能上与各种感觉在丘脑和大脑皮层水平的联系协调有关，总称为联络核。

第三类细胞群是靠近中线的内髓板以内的各种结构，主要是髓板内核群，包括中央中核、束旁核、中央外侧核等。一般认为，这一类细胞群不直接投射到大脑皮层的纤维，但也有人认为其中部分核团可向边缘叶、眶回投射。事实上，这些细胞群是间接地通过多突触接替换元后弥散地投射到整个大脑皮层，对于维持大脑皮层兴奋状态的重要作用。一般认为，这些核群向大脑皮层作弥散性投射，是间接通过丘脑网状核等实现的，但具体投射途径还不完全清楚。对束旁核的研究指出，它可能与痛觉有关；刺激人的丘脑束旁核可加重患者的痛觉症状，而毁损此区后可缓解患者疼痛；动物束旁核的电生理研究观察到，核内确实存在对伤害性传入冲动敏感的细胞。

◎感觉分析功能

丘脑是感觉传导的接替站，各种感觉的传导通路均在丘脑内更换神经元，而后投射到大脑皮层，除嗅觉外。但在丘脑只是对感觉进行粗糙的分析与综合，在大脑皮层才对感觉进行精细的分析与综合。丘脑向大脑皮层的投射分为两大系统，即特异投射系统与非特异投射系统。

特异投射系统

特异投射系统是一种纤维联系，主要指丘脑的外侧核、外侧膝状体、内侧膝状体投射到大脑皮层的纤维联系。经典的感觉传导通路是由三个神经元接替而完成的，位于丘脑的第三级神经元就在外侧核内。但是，作为视觉与听觉传导通路则相对复杂，视觉传导通路包括视杆和视锥细胞在内，为四个神经元接替。听觉传导通路从外周到大脑皮层，很难肯定经过几个神经元接替。这些感觉在丘脑外侧核、外侧膝状体、内侧膝状体换神经元后，投射到大脑皮层的特定感觉区，产生特定的感觉。所以，一般经典的感觉传导通路就是通过丘脑的特异投射系统而后在大脑皮层产生作用的。由丘脑到大脑皮层的特定区域，是点对点的投射关系，每种感觉的传导都有其专一的途径。

非特异投射系统

非特异投射系统是指由丘脑内侧核群弥散地投射到大脑皮层广泛区域的纤维联系。

上述经典感觉传导通路的第二级神经元的轴突，在上传的途中发出侧枝与脑干网状结构的神经元发生突触联系；然后在网状结构内反复换元上行，抵达丘脑内侧部分的核群，最后弥散地投射到大脑皮层的广泛区域。实验证明，刺激中脑网状结构，可以使处于睡眠状态的动物觉醒；而在中脑头端切断网状结构时，就会使动物呈类类似睡眠的状态。在临床上观察到，中脑网状结构损害的患者，也呈现昏睡状态。由此可见，在脑干网状结构内存在着对大脑皮层具有上行唤醒作用的功能系统，称为脑干网状结构上行激动系统。脑干网状结构上行激动系统发挥作用主要是通过丘脑非特异投射系统。

上行激动系统和丘脑非特异投射系统在功能上形成一个不可分割的统一系统，它们是各种感觉传入的共同通路，主要机能是维持和改善大脑皮质的兴奋状态。因此，有时将脑干网状结构上行激动系统——丘脑非特异投射系统称为感觉传入的非特异投射系统。

感觉传入的非特异投射系统的重要作用在于维持大脑皮层的觉醒状态。各种的传入冲动越多，经过侧支进入脑干网状结构的冲动也越多，从而对大脑皮层的上行唤醒作用越强，皮层的兴奋状态越好，对特异投射系统上传产生的感觉也就越完善。因此，感觉传入的特异投射系统与非特异投射系统，它们在功能上相互依赖，不可分割。

脑干网状结构上行激动系统——丘脑非特异投射系统，是多突触接替的上行系统，因此会受到药物影响而发生传导阻滞。如巴比妥类药物就可以阻断上行激动系统的传导而起催眠作用；一些全身麻醉药（如乙醚）也是在抑制了上行激动系统和大脑皮层的活动发挥麻醉作用的。

拓展思考

1. 你知道丘脑在哪里吗？
2. 你知道丘脑的组织都有什么吗？
3. 你知道丘脑研究的新进展是什么吗？

大脑的皮层

Da Nao De Pi Ceng

哺乳动物出现了高度发达的大脑皮层，并随着神经系统进化。

◎大脑皮层的作用

大脑皮层在人体起着重要的调节机能，在大脑皮层下各级脑部及脊髓虽也有发展，但在机能上已从属于大脑皮层。

高等动物一旦失去大脑皮层，就不能维持其正常的生命活动。到了人类，大脑皮层更产生了新的飞跃，它具有抽象思维的能力，成为意识活动的物质基础。人类大脑皮层约有 140 亿个神经细胞，面积约 2200 平方厘米，主要含有锥体形细胞、梭形细胞和星形细胞（颗粒细胞）及神经纤维。

大脑皮层按细胞与纤维排列情况可分为多层，自皮层表面到髓质大致可分为六层。皮层的神经元之间联系十分广泛和复杂，在皮层的不同部位，各层的厚薄、各种神经细胞的分布和纤维的疏密都有差异。根据皮层的不同特点和功能，又可以将皮层分为若干区。机体的各种功能在皮层具有定位关系，如运动区、感觉区等。但这只是相对的，这些中枢也分散有类似的功能。如中央前回（四区）主要管理全身骨骼肌运动，称运动区，但中央前回也接受部分的感觉冲动。中央后回主管全身体躯感觉，但刺激该区也可产生少量运动。皮层除一些特定功能的中枢外，人类皮层大部分区域称联合区。所以，如果某一中枢受到损伤，并不会使人永久性完全丧失该中枢所管理的功能，经过适当的治疗和功能锻炼，常可由其他区域的代偿而使该功能得到一定程度的恢复。

大脑皮层上面密密麻麻地分布着大约 140 亿个神经细胞，在这些神经细胞的周围还有 1000 多亿个胶质细胞，神经元胞体也集中在大脑皮层。大脑皮层是构成大脑两半球沟回的表层灰质。

从机能上，大脑皮层可划分为：大脑中央后回称躯体感觉区；中央前回称为运动区；枕极和矩状裂周围皮层称为视觉区；颞横回称为听觉区；额叶皮层大部，顶、枕和颞叶皮层的其他部分都称为联合区，它们的作用是收受多通道的感觉信息，汇通各个功能特异区的神经活动。

在大脑皮层细胞整个皮层厚度内，有神经元垂直排列成的细胞柱，它们与表面垂直呈链状，它们是一些具有大致相同特性的神经元集合形成的。作为皮层最基本的机能单位，人的大脑皮层约含有1～2百万个柱，每一个柱内有1万左右的神经元。用微电极插入皮层，可以证明同一个柱内集中的是相同的感觉形式细胞，它们有相同的感受度。

大脑皮层神经元具有生物电活动，因此大脑皮层经常具有持续的节律性电位变化，称为皮层自发脑电活动。如果在头皮上安置引导电极，通过脑电图仪可记录到皮层自发脑电活动的图形，称为脑电图。在动物中将颅骨打开或在病人进行脑外科手术时，为了需要，也可将电极直接安置在大脑皮层表面，能记录到同样的皮层自发脑电活动，称为皮层电图。在头皮不同部位引导的脑电图，它们有相似的波形和频率，但也有区域的特点。

在不同的条件下（如激动、困倦、睡眠等），脑电图的波形和频率会呈现明显的差别。脑电图波形的分类，主要根据其频率不同来划分；通常频率慢的波，其幅度较大，而频率快的波则幅度较小。

知识窗

·大脑皮层的体温调节作用·

大脑皮层对于体温的调节有重要作用。机体可通过条件反射对体温进行调节，与寒冷或酷热有关的视觉和听觉刺激均可使机体代谢水平升高。在高温或低温场所工作的人员，环境中冷或热的刺激与作业时间和地点等条件多次结合可形成条件反射，使机体习惯于环境。

此外，人类的体温还有行为性的调节。机体可以通过有意识的活动来调节体温，例如，人类可以创造人工气候使温度更为舒适。

◎大脑皮层对内脏活动的调节

新皮层

在动物实验中，电刺激新皮层，除了会引起躯体运动等反应以外，也可引致内脏活动的变化。例如，刺激皮层中央前回的内侧面，直肠与膀胱会随之产生运动的变化；刺激中央前回的外侧面，呼吸及血管运动会产生相应的变化；刺激中央前回外侧面的底部，消化道运动及唾液分泌也会相应的变化。这些现象说明，新皮层与内脏活动有关，而且区域分布和躯体运动代表区的分布有一致的地方。同样，电刺激人类大脑皮层也能见到类似的结果。

边缘叶

边缘叶是在大脑半球内侧面，与脑干连接部和胼胝体旁的环周结构；它由扣带回、海马回、海马和齿状回组成。这部分结构与嗅觉有联系，因而称为嗅脑；但嗅脑的功能远不止这些，它还是调节内脏活动的重要中枢。由于边缘叶在结构和功能上和大脑皮层的岛叶、颞极、眶回等，以及皮层下的杏仁核、隔区、下丘脑、丘脑前核等是密切相关的，于是有人把边缘叶连同这些结构统称为边缘系统。边缘系统与内脏活动、情绪反应、记忆活动等有关，有很复杂的功能。

边缘系统的内脏调节功能

刺激边缘系统不同部位会引起很复杂的植物性反应，如血压可以升高或降低，呼吸可以加快或抑制，胃肠运动可以加强或减弱，瞳孔可以扩大或缩小等。这些实验结果，说明边缘系统的功能和初极中枢不一样；刺激初级中枢的反应可以比较肯定一致，而刺激边缘系统的结果就变化较大。这是因为初级中枢的功能比较局限，活动反应也比较单纯；而边缘系统作为许多初级中枢活动的调节者，它能通过促进或抑制各初级中枢的活动，调节更为复杂的生理功能活动，因此活动反应也就复杂而多变。

边缘系统还与情绪反应有关，杏仁核具有抑制下丘脑防御反应区的功能；当下丘脑失去杏仁核的控制时，动物就易于表现防御反应，出现一系列交感神经系统兴奋亢进的现象，并且张牙舞爪，呈现搏斗的架势。而当下丘脑的防御反应区被杏仁核控制着时，动物就变得比较驯服。所以边缘系统与情绪反应是有关的。

边缘系统还与记忆功能海马有关。在治疗中需要切除双侧颞中叶的病人，如损伤了海马及有关结构，则会引致近期丧失记忆能力；手术后对日常遇到的事件丧失记忆能力。临床上还观察到，由于手术切除损伤了穹隆，也会导致患者丧失近期记忆能力。海马环路活动与近期记忆有密切的关系，这个环路是：海马→穹隆→下丘脑乳头体→丘脑前核→扣带回→海马。在环路中，任何一个环节受到损坏，都会导致近期记忆能力的丧失。

◎大脑皮层对躯体运动的调节

机体的随意运动只发生于神经系统对骨骼肌的支配保持完整的条件

下，而且必须受大脑皮层的控制。皮层运动区是大脑皮层控制躯体运动的部位。

大脑皮层运动区

用电刺激方法观察到，大脑皮层的某些区域与躯体运动关系密切；刺激这些区域会引起对侧一定部位肌肉的收缩。这些区域称为运动区，主要位于中央前回区。运动区也有一些与大脑皮层体表感觉区相似的特点：①对躯体运动呈交叉式调节，但对头面部的支配主要是双侧性的。②可以进行功能定位，其安排大体呈身体的倒影，而头面代表区内部的安排是正立的。③运动愈精细复杂的躯体的对应区也愈大，如手和五指的代表区很大，几乎与整个下肢所占的区域同等大小。④刺激所得的肌肉运动反应单纯，主要表现为少数肌肉的收缩。此外，在猴与人的大脑皮层，用电刺激法还可以找到运动辅助区；该区在皮层内侧面下肢运动代表区的前面，刺激该区可引起肢体运动和发声，一般为双侧性反应。

大脑皮层运动区通过锥体系和锥体外系下传对躯体运动进行调节。

锥体系及其功能

锥体系一般是指由大脑皮层发出经延髓锥体而后下达脊髓的传导系，即锥体束，也称皮层脊髓束；由皮层发出抵达脑神经运动核的纤维（皮层延髓束），虽不通过延髓锥体，也应包括在锥体系的概念之中。因为，它们在功能上具有相似性，两者都是由皮层运动神经元（上运动神经元）下传抵达支配肌肉的下运动神经元（脊髓前角运动神经元和脑神经核运动神经元）的最直接通路。

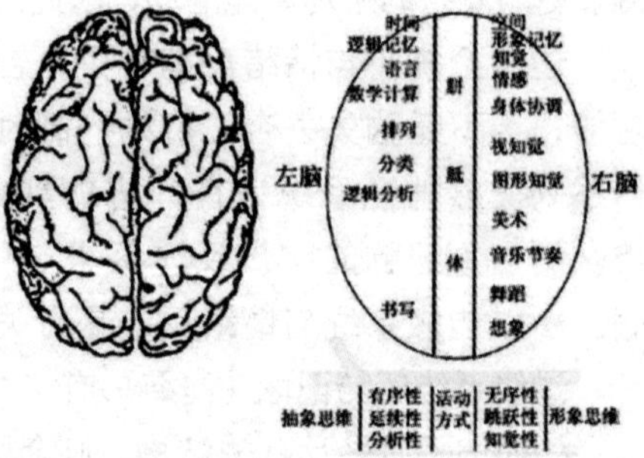

※ 左脑和右脑功能图

以前认为锥体束下传的纤维均直接与下运动神经元发生突触联系，事实上，多数是间接的，约有 80%～90%的上、下运动神经元之间还间隔有一个以上中间神经元的接替，仅有 10%～20%上、下运动神经元之间的联系是直接的、单突触性的。电生理研究指出，这种单突触直接联系在前肢运动神经元比后肢运动神经元多，而且肢体远端肌肉的运动神经元又比近端肌肉的运动神经元多。由此可见，运动愈精细的肌肉，大脑皮层对其运动神经元的支配具有愈多的单突触直接联系。

锥体系的大脑皮层有广泛的起源，其中，中央前回运动区是锥体系的主要起源，但中央后回以及其他区域也是锥体系的起源部位。中央前回运动区的第五层大锥体细胞发出的纤维组成有髓鞘纤维，第三至六层的小细胞也发出纤维进入锥体束；中央后回等区域也发出纤维参与锥体束的组成，但运动辅助区的下行纤维是不进入锥体束的。

锥体外系

在解剖学中，锥体外系是指不通过锥体系的、调节肌肉运动的系统，因此把基底神经节和小脑等对肌肉运动的调节系统都归属于锥体外系。但在临床上，锥体外系仅指皮层下某些核团（尾核、壳核、苍白球、黑质、红核等）对脊髓运动神经元的调节系统，它们的下行通径在延髓锥体之外。临床上的锥体外系概念相对比较窄，而且似乎和大脑皮层也没有关系。但是，现在知道这些核团不仅接受大脑皮层下行纤维的联系，同时还经过丘脑对大脑皮层有上行纤维的联系。因此，目前椎外体系又有了新的概念，它指的是把由大脑皮层下行并通过皮层下核团（主要指基底神经节）换元接替，转而控制脊髓运动神经元的传导系统。

皮层起源的锥体外系是大脑皮层控制躯体运动的另一下行传导通路。因为锥体外系的皮层起源很广泛，但其中的主要来源是额叶和顶叶的感觉运动区和运动辅助区。因此，皮层锥体系和锥体外系的起源是相互重叠的。锥体外系对脊髓运动神经元进行双侧性的控制，其机能主要与调节肌紧张、肌群的协调性运动有关。

拓展思考

1. 大脑皮层在什么地方出现的？
2. 新发展起来的大脑皮层在调节机能上起着什么作用？
3. 你知道大脑皮层的其他作用吗？

如何开发潜能

Ru He Kai Fa Qian Neng

◎人的潜能有多大

正常人的脑细胞约140亿～150亿个，但被开发利用还不足10％，其余大部分处于休眠状态，更有研究统计认为脑细胞的98.5％都是处于休眠状态，甚至有专家认为只有1％的脑细胞参加大脑的功能活动。

大脑发育完成后，脑细胞也会停止增殖。那么，人的一生只有有限的脑细胞可供利用，大约150亿个。人体其他部分，如骨骼、肝脏、肌肉等其他器官或组织损伤后可因细胞分裂增殖得以恢复，唯独脑细胞是不可再生的。而且目前科学界也没有更好的办法来改变脑细胞不可再生的特性。就是说，脑细胞处在一种连续不断地死亡且永不复生增殖的过程，死一个就少一个，直至消亡殆尽。这是一种程序性死亡，也叫凋亡。

脑细胞发育的速度在20岁左右达到巅峰，所以，此时有较好的记忆力，是一生中不可多得的黄金季节。越过此峰，便走上了下坡路，若将这些细胞弃之不用的话，就会以每天10万个的数量变成“废品”。脑细胞随年龄增长而逐渐减少，如果用80岁的人和40岁的人相比较，前者的脑细胞比后者减少了大约一半，这已被科学所证实。

然而，并不是脑内所有部位都以相同比例减少，如脑干部位的细胞就几乎没有变化。

大脑发育成熟之后，脑细胞每天都在以十万个的速度死亡，虽然这与大脑150亿脑细胞比较显得微不足道，但如果死亡的是已开发的、有功能的脑细胞，必然影响脑效能，人也会显得迟钝呆板。而我们的大脑潜能约有95％的大脑潜能尚待开发与利用，即使像天才级的人物爱因斯坦的大脑的开发程度也不到15％。按照这样的理解，开发大脑潜能，是必要的，而且使自己变得更加聪明也有现实依据。

◎人的大脑潜能是如何被浪费掉的

既然人脑的潜能只发挥了不到10%，而90%以上的潜在能力被浪费掉。那么，人脑的潜在能力到底是如何被浪费掉的呢？

首先是教育。儿童出生后一年内，神经结构和机能方面的发展是非常迅速的，是出生后发展最快的时期，脑重迅速增加近900克。7岁时增加到1280克，已接近成人的水平，7岁以后就非常缓慢了。在常规的环境中生活，儿童大脑的各部分神经细胞则按一般的速度发育。若受到外界适宜刺激则会加快脑神经细胞的发育加速，刺激越频繁、越强烈，则脑神经细胞的发育速度越快，并趋于完善。调查显示，超前教育的儿童到了7岁，他的脑神经细胞可能已经发育了25%，而一般儿童也许只发育了10%。至于那些在贫困环境中生活的儿童，脑神经的发育就更少了。

在心理学家布卢姆对近千名婴幼儿的跟踪观察过程中发现，直到他们成年，最终得出了一个引起教育界轰动的结论：儿童智力发展最迅速的时期是在5岁之前。布卢姆的“5岁前是智力发展的最快时期”及“7岁前获得的智力占80%”的结论引起了教育界的极大兴趣。这就是说，如果一个儿童早期受到的教育或环境刺激不够有效和丰富的话，在后期的学习中将要比别的儿童吃力许多倍，因为他的部分脑细胞由于没有得到有效的开发使用而急剧老化，失去了应有的功能。

所以，在少年儿童时期，如果能够对少儿进行适当的教育训练和富有刺激性的教育环境，对于开发人的智力将会有意想不到的效果，特别是婴幼儿阶段，随着大脑高速度发展，适当的教育训练也会使其智力得到高速度发展。反之，如果教育失当，违背儿童身心发展规律，没有抓住适当的教育时机或施教的方法不当，则会导致不良的后果，不能充分发掘儿童本来具有的发展潜能。

研究表明，许多教育工作者和父母们低估了青少年和婴幼儿的心理发展水平，以至于采取不适当的教育态度，硬性灌输知识，这种不相信儿童学习潜力的态度，扼杀了学生学习的积极性。日本早期教育家铃木镇一就曾尖锐地说道：“在孩子们身上存在着不可估量的潜在能力，虽是处于他们双亲的‘摧残’之下，然而还是发挥出难以相信的能力，只要抛弃错误的教育方法，无论什么样的孩子，其能力的幼芽都能茁壮地生长起来，所以说孩子能力的幼芽是被大人掐掉的。”

铃木有着骄人的早期教育成绩。他主要从事幼儿的小提琴训练，每年 3 月举行的毕业典礼上的毕业演奏充分显示了他的教育绩效和成果。在铃木的指挥下，3000 多名孩子，最小的还不到 3 岁，他们抱着玩具般的小提琴，兴高采烈地站在一起，使人感到他们可能要做什么游戏。当人们听到他们令人惊叹的演奏后简直不可相信，他们熟练准确地演奏世界名曲，从德国作曲家巴赫的曲子，到意大利作曲家威尔第的曲子，日本曲子更是不在话下。从铃木的教育中，我们可以清楚地看到幼儿教育确实存在着无限的、巨大的可能性。

忽视心理发展的关键期对于孩子的智力开发和教育影响极坏。关键期也称敏感期，它是指个体发展过程中环境教育影响起最大作用的时期。例如，如果在一个人的幼儿期被剥夺感性经验，缺乏社会交往和双亲抚爱、照料或忽视智力教育等，将会严重影响儿童心理的健康发展。

孩童时期的 2 到 3 岁是学习口头言语的最佳年龄，错过这个最佳时期，学习语言将要花费更多时间和努力；4 岁到 5 岁是学习书面语言的最佳年龄；而外语的学习应从 10 岁以前开始，否则达到纯熟就很困难；而弹钢琴和小提琴也必须从幼儿期开始，否则难以得到精髓。6 岁到 10 岁时，儿童的记忆力模仿力会比较强，而理解力和逻辑思维能力相对弱，此时以加强语文和外语的学习为宜。9 岁到 14 岁对外界知识的兴趣会越来越浓，并逐渐达到高潮。根据少年儿童的智力发展特征，此时，它们具有浓厚的学习兴趣、强烈的好奇心和求知欲，而又有巨大的潜力，一些国家据此提出：

教育工作者必须确立三个基本信念：

1. 相信所有的学生都能够学习；
2. 都愿意学习；
3. 相信一个成功能产生另一个成功。

◎成年后大脑仍具备发展潜力，并且能够越用越好

生命体达到成熟后逐渐开始衰退，然后，旺盛的生命力开始老去。那么，当我们也老了，你是希望别人说你“越老越糊涂”，还是希望别人说你“姜是老的辣”呢？

确实，老年人在体力和耐力上与年轻人无法相比。通常我们会认

为：人成年后大脑的发育就停滞，甚至开始退化。但是一项新的研究发现：成年人通过智力锻炼，大脑会越用越好。如果说这种增长能伴随终生，那么对一个正常人来说，人可以越老越聪明！

◎最新发现“活”脑子可后天培养

牛津大学临床神经病学系的科学家在最近发表论文称：像接抛球这样复杂的训练能使大脑结构发生重大变化。

牛津大学科学家使用扩散磁共振成像观察到，被研究对象经过六周双手抛接的杂耍训练后，帮助大脑相互沟通的白质增加了5％。

研究早已发现，成人大脑中具有思考和计算等功能的灰质可以由锻炼获得增长，而该项研究表明，作为“信息通道”的白质也能够因锻炼而增长。

与过去的研究相反，成年后大脑的发育是会停滞，但成人的大脑仍具备发展潜力，并且能够越用越好。如果我们在日常生活中多做填字游戏等比较复杂的脑力活动，也可以起到研究中的类似效果。

◎机理解读神秘大脑，“灰白分明”

人的脑组织处于一个封闭的颅腔里，所以研究起来比较困难。虽然磁共振等技术推动了脑科学的研究，但人类对大脑的了解还远远不够，很多未知的东西有待探明。不过，神经解剖学研究表明，大脑是一个“灰白分明”的组织。

“灰”就是灰质，“白”指的是白质。胞体集中的地方即构成了大脑的灰质，处于脑组织的外周，突起集中的地方构成了大脑的白质，位于脑组织的中央。脑组织是神经元的集中地，神经元是构成神经系统结构的基本单位，它由细胞体和从细胞体延伸出来的细长部分构成，突起分为树突和轴突。每个神经元可以有一或多个树突，可以接受刺激并将兴奋传入细胞体。每个神经元只有一个轴突，可以把兴奋从胞体传送到另一个神经元或其他组织，如肌肉或腺体。

打一个形象的比喻，一个胞体就如同一台“电脑”，突起就好像连接电脑和其他组织的“光纤系统”，“光纤”的连接使所有的“电脑”形成了一个整体，“电脑”之间可以互相读存取数据。例如，眼睛看到物体就会通过“光纤”传给主导视觉的“电脑”群，然后通过“光纤”和主导记忆“电脑”群去比对，再传到主导话语的“电脑”群，这样人就知道该怎么样去形容那个物体了。

◎合理使用，越用越发达

其实，脑细胞和肌肉细胞一样，合理的锻炼也可以达到增加智力的效果。可以借助手段观察到，相应的锻炼可以增加对应的大脑部位血流量。这样就会增加这个部位的营养，促进其发展。

人们已经了解到，相应的智力锻炼可以增加人的灰质（神经元），事实上，如上文所说，锻炼还可以增加脑的白质（突起）。尽管还不知道这种增加的具体状态，是细胞和突起变多了，或是细胞变大了、突起变粗了，还是细胞向某一个部位聚集了。但是众多的实验表明，这种变化的确可以促进智力的增加。

同样的比喻，因锻炼增加的白质就好比“电脑”变多了或者是升级了，处理问题的速度变快了，又或者是“光纤”增多了，连接网络更快，处理同一个问题时参与的“电脑”更多，处理更快，当然，也或者是“光纤”增粗了，传导速度更快。要了解具体的形态变化还需要更多的实验。

正如锻炼肌肉一样，这种锻炼也不能过多，适当即可，大脑也要休息，过度的锻炼也会让大脑疲劳。

◎经常锻炼，年老时可更聪明

研究已经证明，尽管大脑发育的关键时期是儿童期，但是在成年后，经常进行思维锻炼，也可以促进大脑的发育。

随着年龄的增长，大脑结构是会有变化的。不过波士顿大学神经生物学家彼得等人研究大脑结果表明：正常情况下，老年人的脑细胞会收缩，但不会大量死亡。因此，合理的刺激，可以让这些细胞焕发新的生机和活力。

心理的作用对于老年脑细胞的开发唤醒有很大的影响，例如，有的人过到花甲之年，便自认垂垂老矣，懒于学习，过着四体不勤、养尊处优的生活。这种心理上的老化也会相应的导致生理老化，脑细胞得不到足够的刺激就很容易老化，智力及记忆力也会随之下降。

通过不断的学习和锻炼使脑细胞得到持续的刺激，以维持脑细胞的活力，同时有利于健全大脑的连接回路，让大脑工作得更好。一位经常思考、学习的老年人，其经验智慧是不容忽视的，因此，对于保持良好心理状态且善于学习思考的老人来说，人是可以愈老愈聪明的。

在美国哈佛大学心理学家鲍威尔对25～92岁的1583人的理解力、记忆力以及视觉和辨别空间位置的能力实验中，我们也会了解到80多岁的人有些与年轻人比毫不逊色。少数八九十岁老人的智力在所有不同年龄的人群中可以位居榜首。所以，人并不是“越老越糊涂”。

知识窗

·血脑屏障——神经系统的“防火墙”·

在20世纪初发现，给动物静脉注射苯丙胺后，此药可以分布到全身的组织器官，唯独脑组织没有它的踪迹。注射台盼蓝（锥虫蓝）涂料以后，在全身组织都着色的情况下，脑和脊髓却不着色。之后陆续发现很多药物和染料注入动物体后，都有类似的分布情况。

后来研究发现，这种现象出现是因为有一种保护脑组织的“屏障”——血脑屏障存在。血脑屏障是阻止某些物质（多半是有害的）由血液进入脑组织的结构，这种有选择性的通透现象可帮助脑组织免受循环血液中有害物质的损害，维持中枢神经系统正常的生理状态。

血脑屏障是神经系统的“防火墙”。有些物质，比如味精中含有谷氨酸成分，没有血脑屏障的防护会进入大脑，让人兴奋。正是血脑屏障将血液和脑组织中的化学成分分离开来，才保证大脑的正常运转。不过低龄儿童时期，血脑屏障发育还没有完全成熟，通透性较高，血液中的有害成分容易进入大脑，影响神经系统的发育，作为大脑发育的关键时期，这个时期的儿童在吃东西时一定要注意。生病，一定要及时看医生，不可以自己胡乱吃药。

◎怎样才让大脑“永保青春”

脑科学家建议，大脑要保持“青春”就要适当地接受持续的刺激。

• 养成天天读书看报的好习惯。有益有趣的新闻、妙趣横生的文章，对大脑是有利的刺激，能促进脑力活动，益智健脑。

• 有选择地看一些情节曲折、富有逻辑推理、令人思考的影视节目，激发积极的思维，充分调动大脑的功能。

• 培养多种爱好。学习乐器或绘画、练习书法、写文章诗词等，可以眼、手、脑并用，协调配合，提高心智。

•应多外出走走，开阔眼界，多参加有益的集体社交活动。与人进行有益的聊天交往，可以促进脑神经发达。

•坚持体育锻炼。大脑重量只占体重的2%～3%，需氧量却是20%，用脑时高达32%。坚持体育锻炼，可以增强心肺功能，帮助脑部获得更多的氧气，适度紧张的运动对脑是有益刺激。

•生活要有规律，保证充足的睡眠，让大脑得到充分休息；合理膳食，营养均衡，提供足够的养分给脑组织。

拓展思考

1. 你知道人的潜能有多大吗？
2. 人的大脑潜能是如何浪费掉的呢？
3. 怎么样才能让大脑“永保青春”呢？

第二章 庞大的神经系统

PANGDADESHENJINGXITONG

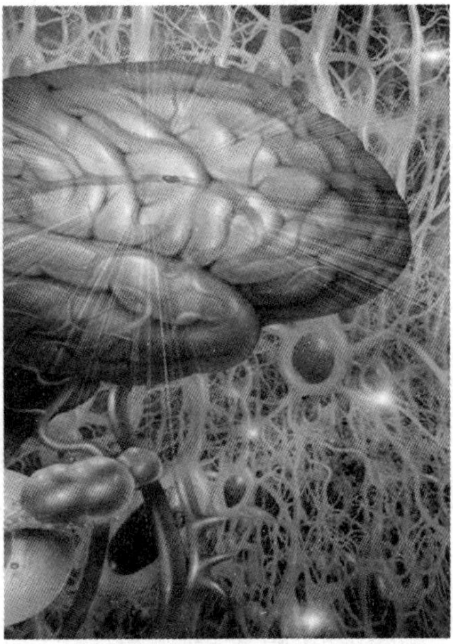

神经系统由中枢神经系统和周围神经系统两部分组成，是机体内起主导作用的系统。接下来我们将会了解到神经系统的分布和主要功能。

什么是神经系统

Shen Me Shi Shen Jing Xi Tong

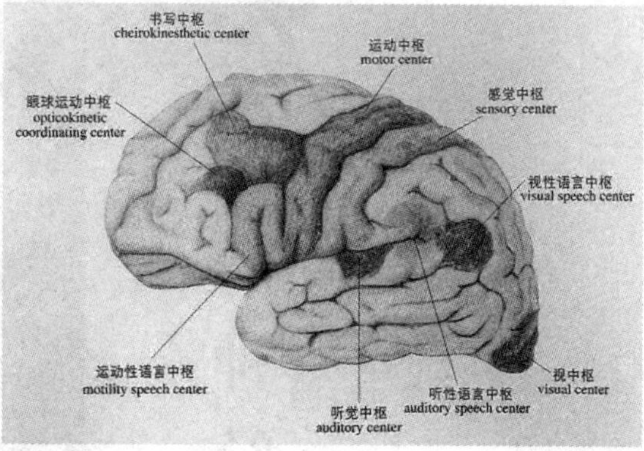

※ 神经系统

神经系统是人体内起主导作用的功能调节系统。人体神经系统有极为复杂的结构与功能，而且体内各器官、系统的功能和各种生理过程都不是各自孤立地进行，而是在神经系统的直接或间接调节控制下，互相联系、相互影响、密切配合，使人体成为一个完整统一的有机体，实现和维持正常的生命活动。

因为人体生活的环境复杂多变，人体内的各种功能也必然受到环境变化的影响，这就需要神经系统对体内各种功能不断进行迅速而完善的调整，使人体适应体内外环境的变化。

可见，神经系统在人体生命活动中起着主导的调节作用，人类的神经系统高度发展，特别是大脑皮层不仅进化成为调节控制人体活动的最高中枢，而且进化成为能进行思维活动的器官。也正因为如此，人类才有了适应环境的能力，并具备了认识和改造世界的能力。

神经系统的中枢部分中枢部分包括脑和脊髓，分别位于颅腔和椎管内，两者在结构和功能上紧密联系，组成中枢神经系统。外周部分包括12 对脑神经和 31 对脊神经，它们组成外周神经系统。外周神经分布于全身，把脑和脊髓与全身其他器官联系起来，使中枢神经系统既能感受内外环境的变化（通过传入神经传输感觉信息），又能调节体内各种功能（通过传出神经传达调节指令），从而使人体实现完整统一并对环境适应。神经系统的基本结构和功能单位是神经元，即神经细胞，而神经

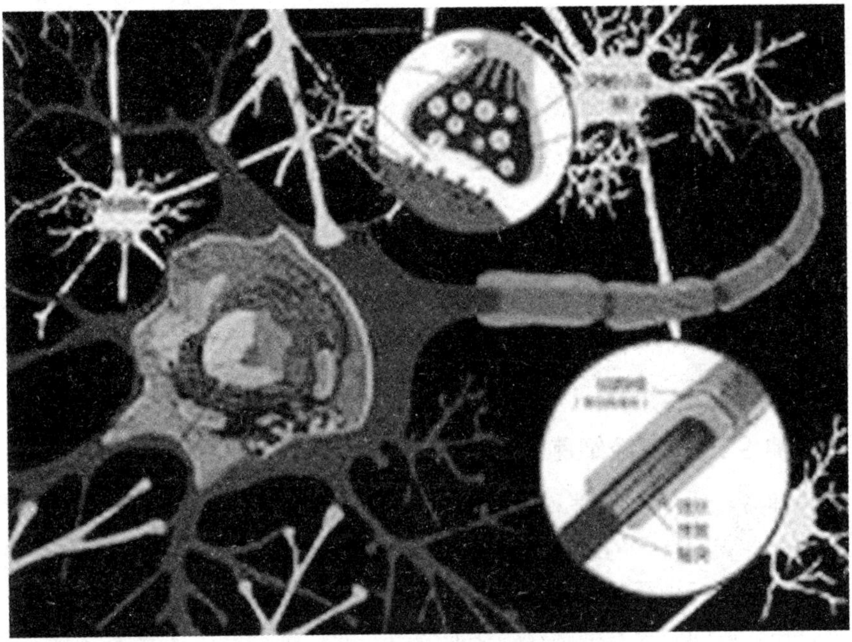

※ 神经系统中枢

元的活动和信息在神经系统中的传输则表现为一定的生物电变化及其传播。例如，外周神经中的传入神经纤维把感觉信息传入中枢，传出神经纤维把中枢发出的指令信息传给效应器，都是以神经冲动的形式传送的，其中神经冲动是一种称为动作电位的生物电变化，是神经兴奋的标志。

中枢神经与人体其他各个器官、系统极其广泛而复杂的联系是通过周围神经建立的。神经系统主要机能是维持机体稳定的内部环境，保持机体完整统一性及其与外环境的协调平衡。人类的大脑皮层在社会劳动中得到了高速发展和不断完善，产生了语言、思维、学习、记忆等高级功能活动，使人不仅有能力适应环境的变化，而且能够认识和主动改造环境。内、外环境的各种信息，由感受器接受后，通过周围神经传递到脑和脊髓的各级中枢进行整合，再经周围神经控制和调节机体各系统器官的活动，以维持机体与内、外界环境的相对平衡。神经系统是由神经细胞（神经元）和神经胶质所组成。

人体由各器官、系统的功能互相联系、互相制约构成一个复杂的机体，人体各器官、系统的功能都是直接或间接处于神经系统的调节控制之下，神经系统是整体内起主导作用的调节系统。同时，受生活环境的影响，体内的各种功能也在不断变化着，这就需要对体内各种功能不断作出迅速而完善的调节，神经系统则统控着整体使机体适应内外环境的变化。

◎基本结构

脑、脊髓、脑神经、脊神经和植物性神经，以及各种神经节共同组成了神经系统。所以，神经系统能协调体内各器官、各系统的活动，使之成为完整的一体，并与外界环境发生相互作用。

神经元（神经细胞）

神经系统的基本结构和功能单位是神经元，它是一种高度特化的细胞，具有感受刺激和传导兴奋的功能。神经元的构成是细胞体和突起两部分，在胞体的中央有细胞核，核的周围为细胞质，胞质内不但有一般细胞所具有的细胞器如线粒体、内质网等，还含有特有的神经元纤维及尼氏体。神经元的突起有树突和轴突两种。树突的特征是较短但分支较多，它接受冲动，并将冲动传至细胞体，各类神经元树突的数目多少不等，而且形态各异。每个神经元只有一条轴突，长短不一，胞体发生出的冲动则沿轴突传出。

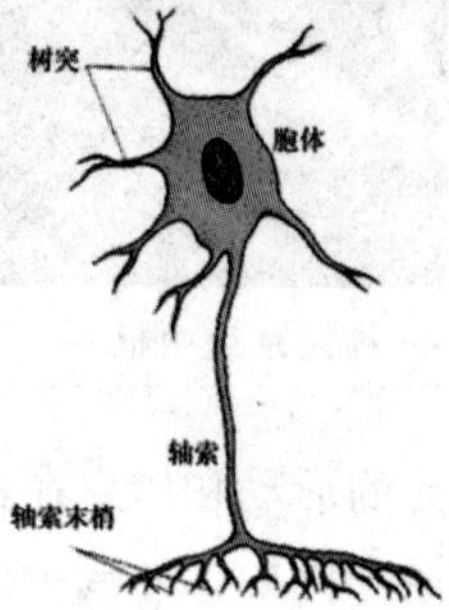

※ 神经元

根据突起的数目多少，可将神经元从形态上分为假单极神经元、双极神经元和多极神经元三大类。

（1）假单极神经元即胞体在脑神经节或脊神经节内，由胞体发出一个突起，不远处分两支，一支至皮肤、运动系统或内脏等处的感受器，称周围突；另一支进入脑或脊髓，称中枢突。

（2）双极神经元的特点是由胞体的两端各发出一个突起，其中一棵树突和一个轴突。

（3）多极神经元通常有多个树突和一个轴突，胞体主要在脑和脊髓内，部分存在于内脏神经节。

神经元又可分为感觉神经元、运动神经元和联络神经元。感觉神经元又称传入神经元，多位于外周的感觉神经节内，为假单极或双极神经元，感觉神经元的周围突接受内外界环境的各种刺激，经胞体和中枢突将冲动传至中枢；运动神经元又叫传出神经元，位于脑、脊髓的运动核内或周围的植物神经节内，为多极神经元，它将冲动从中枢传至肌肉或腺体等效应器；联络神经元又称中间神经元，是位于感觉和运动神经元之间的神经元，起联络、整合等作用，为多极神经元。

神经纤维

神经纤维指的是神经元较长的突起（主要由轴突）及套在外面的鞘状结构。在中枢神经系统内的鞘状结构由少突胶质细胞构成，在周围神经系统的鞘状结构则是由神经膜细胞（也称施万细胞）构成，位于神经纤维末端的细小分支叫神经末梢。

突起

神经元间联系方式与细胞质不同，它们是互相接触，而不是互相沟通，且接触部位的结构特化形成突触，通常是一个神经元的轴突与另一个神经元的树突或胞体借突触发生机能上的联系，神经冲动即是由一个神经元通过突触传递到另一个神经元。长而分支少的是轴突，短而呈树枝状分支的是树突。

神经胶质

神经胶质数目较多，约是神经元的10～50倍，其突起不分树突、轴突，胞体较小，胞浆中无神经元纤维和尼氏体，不具备传导冲动的功能。神经胶质对神经元起着支持、绝缘、营养和保护等作用，对大脑有保护作用的血脑屏障的形成就离不开神经胶质的参与。

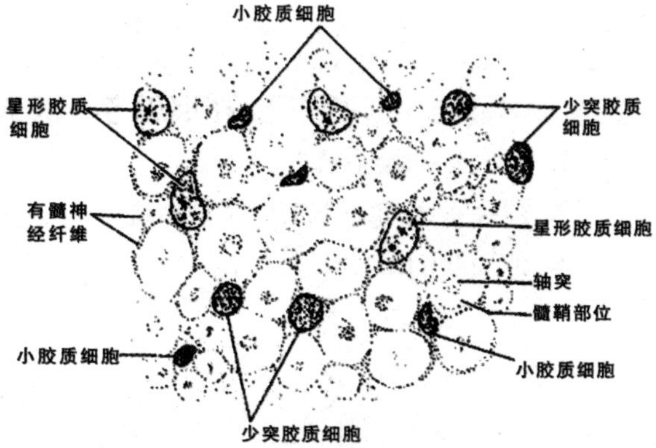

※ 神经胶质

神经冲动

神经冲动就是动作电位。那么，什么又是动作电位呢？神经纤维膜在静息状态下，即没有神经冲动传播的时候，膜内的电位低于膜外的电位，且膜外为正电位，膜内为负电位，而膜属于极化状态，即有极性的状态。一旦膜受到刺激后，该处的极化状态就被破坏，叫做去极化。在极短时间内，膜内电位会高于膜外电位，即膜内为正电位，膜外为负电位，形成反极化状态。接着，在短时间内，神经纤维膜又恢复到原来的外正内负状态——极化状态。去极化、反极化和复极化的过程，全部过程只需数毫秒的时间，这个过程就是电位动作。

知识窗

·神经细胞膜上为什么会出现极化状态？·

这是由于神经细胞膜内外有着浓度不同的电解质离子，膜外钠离子浓度高，膜内钾离子浓度高，而神经细胞膜对不同粒子有不同的通透性。静息时的神经细胞膜对钾离子的通透性大，对钠离子的通透性小，膜内的钾离子扩散到膜外，而膜内的负离子却不能扩散出去，膜外的钠离子也不能扩散进来，这样就形成了极化状态。

动作电位的产生原因是，在神经纤维膜上有两种离子通道，分别是钠离子通道和钾离子通道。当神经某处收到刺激时，会神经纤维膜上的钠通道就会自动开放，膜外的钠离子在短期内大量涌入膜内，造成了内正外负的反极化现象。但在很短的时期内，钠通道又重新关闭，钾通道随机开放，钾离子快速涌出膜外，膜电位又恢复到原来外正内负的状态。

拓展思考

1. 什么是神经系统？
2. 神经系统的基本结构是什么呢？
3. 神经冲动是什么呢？

神经系统的主要功能和分布

Shen Jing Xi Tong De Zhu Yao Gong Neng He Fen Bu

神经系统主要有三大功能：

第一，神经系统具有调节和控制其他各系统的总功能，使机体成为一个完整的统一体。

第二，神经系统可以调整机体功能适应外界环境，使机体适应不断变化的外界环境，维持机体与外界环境的平衡。

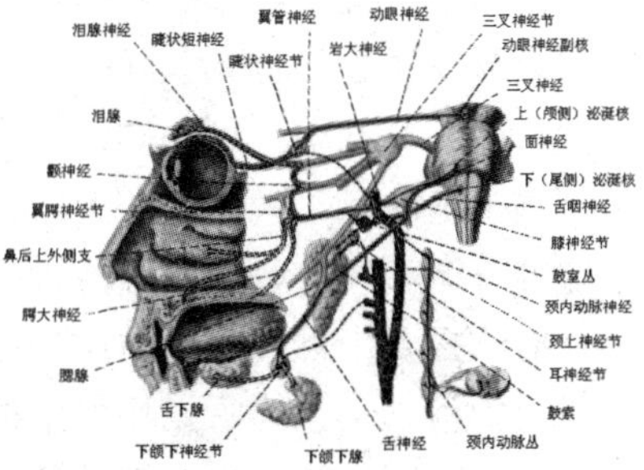

※ 头颅各个部位的名字

第三，神经系统高度发展，思维使人类获得了超凡的能力。人类在缓慢的进化发展过程中，神经系统特别是大脑皮质得到了高度的发展，产生了语言和思维能力。这样，人类不仅能被动地适应外界环境的变化，而且能主动地认识客观世界，改造客观世界，使自然界为人类服务，这也成为人类神经系统最重要的特点。

系统区分

神经系统在形态上和机能上是绝对不可分割的整体，为了方便学习，我们可从不同角度加以区分。

(一) 按位置功能区分

1. 中枢神经系统包括脑和脊髓，它们分别位于颅腔内和椎管内髓。

(1) 位于颅腔内的脑是中枢神经系统的头端膨大部分。我们通常把人脑分六个部分，分别为端脑、间脑、中脑、脑桥、小脑和延髓。其中，中脑、脑桥和延髓合称为脑干，延髓向下经枕骨大孔连接脊髓。脑的内腔称为腔室，内含脑脊髓液，端脑包括左、右大脑半球，每个为灰质所覆的半球表层叫大脑皮质。在长期的进化过程中，人类的大脑皮质获得高度发展，它不仅是人类各种机能活动的高级中枢，也是人类思维和意识活动的物质基础。

同时，大脑皮层作为神经系统的最高中枢，不同的部位功能也各不相同，如中央前回的运动区、颞叶的听区、枕叶的视区等是管理躯体运动的区域。大脑皮质通过锥体系与锥体外系两个下行路径管理躯体运动。锥体系发动运动，锥体外系协调运动。此外，大脑皮质边缘叶有调节内脏活动的功能。在高等动物中，条件反射主要是大脑皮质完成的。

小脑与低位脑干有双向纤维联系，因此，小脑有调节躯体运动的功能，并与前庭核、红核等共同参与调节肌紧张，调节躯体反射活动。小脑与大脑皮质之间也有双向纤维联系，因而小脑对随意动作也具有调节作用，从而精准地控制动作的力量、快慢与方向。

脑干是脊髓和大脑间的上下通路，因为脑干中存在许多反射中枢，延髓内有调节呼吸、循环等活动的基本生命活动中枢，还有调节躯体运动反射的重要中枢。脑桥中还存在角膜反射中枢。同时，中脑上丘为视觉反射中枢，下丘为听觉反射中枢，红核则为姿势反射的重要中枢。

(2) 位于椎管内的脊髓是前后较扁的圆柱体，上端与延髓相续，下端终止于第 1 腰椎下缘水平。脊髓前、后面的两侧有许多条细的神经纤维束，叫做根丝。一定范围的根丝向外方集中成束，形成脊神经的前根和后根，而前、后根在椎间孔处合并形成脊神经。根据每对脊神经根根丝的出入范围为准，脊髓可划分为 31 个节段，其中颈髓 8 节，胸髓 12 节，腰髓 5 节，尾髓 1 节。

2. 周围神经系统是在中枢神经和其他各系统器官之间起联络作用的神经系统，包括与脑相连的 12 对脑神经和与脊髓相连的 31 对脊神经。按其所支配的周围器官的性质可分为躯体神经系统和内脏神经系统，躯体神经系统主要分布于体表和骨骼肌，内脏神经系统则分布于内脏、心血管和腺体。

知识窗

神经纤维是周围神经的主要成分，传入神经纤维是那些将来自外界或体内的各种刺激转变为神经信号向中枢内传递的纤维，由这类纤维所构成的神经叫传入神经或感觉神经；传出神经纤维则是主要负责向周围的靶组织传递中枢冲动的神经纤维，由这类神经纤维所构成的神经称为传出神经或运动神经。躯体感觉纤维是分布于皮肤、骨骼肌、肌腱和关节等处，并将这些部位所感受的外部或内部刺激传入神经中枢的纤维。内脏感觉纤维则是分布于内脏、心血管及腺体等处并将来自这些结构的感觉冲动传至中枢的纤维称。分布在骨骼肌并支配其运动的纤维叫躯体运动纤维；而支配平滑肌、心肌运动以及调控腺体分泌的神经纤维叫做内脏运动纤维，由它们所组成的神经叫植物性神经。

（二）按分布对象区分

神经系统可分为躯体神经系统和内脏神经系统。它们的中枢部都位于脑和脊髓，周围部分分别称躯体神经和内脏神经。

1. 躯体神经主要功能是管理皮肤的感觉和运动器的感觉，主要分布于皮肤和运动系统（包括骨、骨联结和骨骼肌）。

2. 内脏神经主要分布于内脏、心血管和腺体，管理它们的感觉和运动。

躯体神经和内脏神经都含有感觉（传入）神经和运动（传出）神经，内脏运动神经又分为交感神经和副交感神经。

脊神经共 31 对，与脊髓相对应的划分，颈神经 8 对，胸神经 12 对，腰神经 5 对，骶神经 5 对，尾神经 1 对。

◎脊神经的组成及分支

与脊髓相连的前根和后根在椎间孔合并成脊神经。前根属运动性，由位于脊髓灰质前角和侧角及骶髓副交感核的运动神经元轴突组成。后根属感觉性，由脊神经节内假单极神经元的中枢突组成。后根在椎间孔处的膨大部是脊神经节，脊神经节属于感觉性神经节，主要由假单极神经元胞体组成。

在出椎间孔后脊神经分为前支和后支，此外，脊神经还分出一支经椎间孔返入椎管的细小脊膜返支，分布于脊髓膜。一般分布于躯干前外侧部和四肢的皮肤及肌肉的脊神经前支粗大，而脊神经后支一般都较细小，并按节段分布于项、背、腰、骶部深层肌肉及皮肤。脊神经前支在人类，除了胸神经前支保持着明显的节段性外，其余脊神经的前支则交织成丛，然后再分支分布。脊神经前支形成的丛有颈丛、臂丛、腰丛和骶丛。

颈丛

颈丛由第 1～4 颈神经前支组成，它发出皮支和肌支，皮支分布到颈前部皮肤，肌支分布于颈部部分肌肉（颈部深肌）、舌骨下肌群和肩胛提肌。其中最主要的是混合性神经——膈神经，它由第 3～5 颈神经前支发出，下列穿经胸腔至膈肌，主要机能是控制膈肌的运动以及心包、部分胸膜和腹膜的感觉。

臂丛

臂丛由颈根部，经锁骨下动脉经斜角肌间隙和锁骨后方直到进入腋窝，是由第5~8颈神经前支和第1胸神经前支的大部分组成。形成臂丛的神经前支相互编织，可分为根、干、股、束四段，并有许多分支形成，最后在腋窝臂丛形成包绕腋动脉三个束，分别是外侧束、内侧束和后束。

臂丛的分支很多，其主要分支如下：

其中有自外侧发出的，支配着臂前群肌和前臂外侧皮肤的肌皮神经；由内侧束和外侧束各发出一根合成，支配前臂前群肌的大部分，手鱼际肌及手掌面桡侧三个半指皮肤的正中神经；有由内侧束发出、支配前臂前群肌的靠尺侧的小部分肌肉、手小鱼际肌和手肌中间群的大部分以及手掌面尺侧一个半指和手背面尺侧两个半指皮肤的尺神经。

另外还有桡神经和腋神经。桡神经是发自后束，对臂及前臂后群肌、臂及前臂背侧面皮肤和手背面桡侧两个半指的皮肤有支配作用的分支；腋神经则是由后束发出，对三角肌、小圆肌及三角肌区和臂外侧面的皮肤有支配作用的分支。

◎胸神经前支

人体内共有12对胸神经前支，按分布位置又分为肋间神经和肋下神经，其中第1~11对胸神经前支位于相应的肋间隙中，即肋间神经；第12对胸神经前支位于第12肋下缘，叫肋下神经。主要作用除支配相应的肋间肌及皮肤外，还支配腹前、外侧壁的肌肉和皮肤。

腰丛

腰丛在腰椎两侧，腰大肌的深面，由第12胸神经前支的一部分，第1~3腰神经前支和第4腰神经前支的一部分组成。其主要分支有股神经和闭孔神经，经腹股沟韧带深面下行至股部的股神经，支配着股前群肌和肌前部、小腿内侧部和足内侧缘的皮肤；经小骨盆穿闭膜管至股内侧部的闭孔神经，支配着股内收肌群及股内侧面的皮肤。

骶丛

骶丛位于骶骨和梨状肌前面，由第4腰神经前支的一部分与第5腰神经前支合成的腰骶干以及骶、尾神经的前支编织而成，分支分布于会阴部、臀部、股后部、小腿和足的肌肉与皮肤，其主要分布有坐骨神经和脑神经。

坐骨神经自梨状肌下孔出骨盆腔后，经臀大肌深面至股后部，又分成胫神经和腓总神经，沿途发出肌支支配股后群肌。坐骨神经的延续是胫神经，主要在腘窝下行至小腿后部，分支支配小腿后群肌、足底肌以及小腿后面、足底和足背外侧的皮肤；而腓总神经沿窝外侧壁绕过腓骨颈下行至小腿前区，支配小腿前群肌、外侧群肌以及小腿外侧面、足背和趾背的皮肤。

◎脑神经

与脑相连的脑神经，自颅腔穿过颅底的孔、裂、管出颅，共 12 对。其名称为：Ⅰ嗅神经、Ⅱ视神经、Ⅲ动眼神经、Ⅳ滑车神经、Ⅴ三叉神经、Ⅵ展神经、Ⅶ面神经、Ⅷ前庭蜗神经、Ⅸ舌咽神经、Ⅹ迷走神经、Ⅺ副神经及Ⅻ舌下神经。其中Ⅰ、Ⅱ、Ⅷ为感觉性神经，Ⅲ、Ⅳ、Ⅵ、Ⅺ、Ⅻ主要为运动性神经，Ⅴ、Ⅶ、Ⅸ、Ⅹ为混合性神经。

◎活动方式

神经系统有十分复杂的功能活动，反射是最基本的活动方式，神经系统内、外环境的刺激所作出的反应即为反射。

反射弧是反射活动的形态基础，感受器→传入神经→神经中枢→传出神经→效应器是反射弧的基本组成。反射弧中任何一个环节发生障碍，将导致反射活动的减弱或消失。因此，反射弧必须完整，不可缺一环节。脊髓能完成一些基本的反射活动。

◎消除脑细胞疲劳的方法

（1）静止性（消极）休息。静止性休息主要是指睡眠，睡眠能够使大脑细胞产生广泛的抑制，从而消除疲劳脑细胞的机能。

（2）活动性（积极）休息。活动性休息是指通过户外活动使细胞得到交替休息，户外活动能够使大脑皮层不同功能的细胞产生兴奋与抑制，从而诱导和帮助疲劳细胞恢复。

（3）经常参加体育锻炼。长期长时间用脑可导致神经衰弱，这是一种由于不注意休息，使大脑皮层兴奋、抑制长时间失衡而引起的神经系统机能下降的一种功能性疾病。体育锻炼可以有效地预防和治疗神经衰弱。

◎主要构成

神经系统分为中枢神经系统和周围神经系统两大部分。

中枢神经系统有两大部分——脑和脊髓。脑和脊髓处于人体的中轴位，周围有头颅骨和脊椎骨包绕保护。这些骨头质地很硬，在人年龄小时还富有弹性，因此可以使脑和脊髓得到很好的保护。脑分为端脑、间脑、小脑和脑干四部分，大脑还分为左右两个半球，分别管理人体不同的部位。脊髓是重要的传导通路，能把外界的刺激及时传送到脑，然后再把脑发出的命令及时传送到周围器官，起到了上通下达的桥梁作用。脑的功能发挥是按对侧支配的原则来进行的，此外，左、右侧脑还有各自侧重的分工，如左脑主要负责语言和逻辑思维，右脑负责艺术思维，几何空间等。

周围神经系统包括脑神经、脊神经和植物神经。脑神经有 12 对，主要对头面部器官的感觉和运动起支配作用。人对周围事物的观看，对声音味道的辨别，以及有喜怒哀乐的表情等，都依靠这 12 对脑神经的功能来实现。脊神经共有 31 对，脊神经由脊髓发出，主要支配身体和四肢的感觉、运动和反射。植物神经也称内脏神经，主要分布于内脏、心血管和腺体，调节着人体的心跳、呼吸和消化活动。植物神经分为交感神经和副交感神经两类，两者之间相互抵抗又相互协调，形成一个配合默契的有机整体，从而保证内脏活动适应内外环境的需要。

拓展思考

1. 神经系统通过调整什么维持机体与外界环境的平衡？
2. 消除脑细胞疲劳的方法有哪些？
3. 神经系统的主要组成是什么？

什么是中枢神经系统

Shen Me Shi Zhong Shu Shen Jing Xi Tong

中枢神经系统是神经系统的主要部分。中枢神经系统常在动物体的中轴，由明显的脑神经节、神精索或脑和脊髓以及它们之间的连接成分组成。在中枢神经系统内大量神经细胞聚集在一起，有机地构成网络或回路。中枢神经系统是接受从全身各处的所传入信息，经它整合加工后由协调的运动性传出，或者储存在中枢神经系统内成为学习、记忆的神经基础。人类的意识、心理、思维活动都是中枢神经系统的功能。

神经系统起源于神经外胚层，由神经管和神经嵴分化而成。

◎组织发生

1. 神经管：人胚第3周初，脊索诱导其背侧中线的外胚层，神经外胚层形成神经管，神经管前段膨大，衍化为脑，后段比较细，逐渐衍化成为脊髓。

2. 神经嵴：在形成神经管的过程中，神经褶边缘的一些神经外胚层细胞随神经管的形成而下陷，在神经管外侧形成左右两条细胞索，称为神经嵴，神经嵴分化为周围神经系统的神经节、神经胶质细胞和肾上腺髓质嗜铬细胞等。

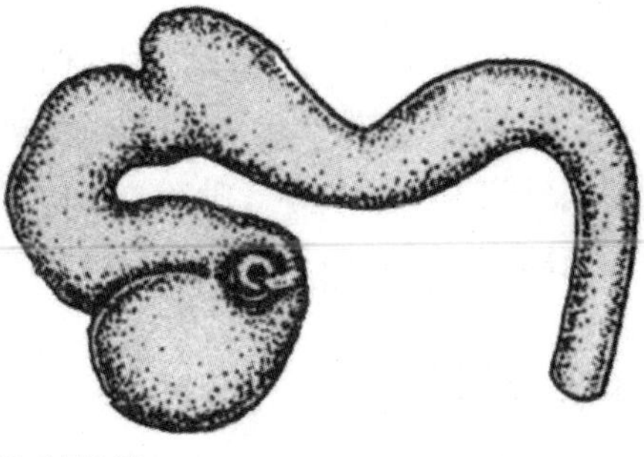

※ 神经管

3. 神经管上皮发育：早期的神经板为单层柱状上皮，称神经上皮。在神经管形成之后，管壁变为假复层柱状上皮。

(1) 早期结构：

内界膜是神经管腔内面的一层膜；

神经上皮细胞：假复层柱状上皮细胞；

外界膜：为上皮的基膜。

(2) 结构发育：内界膜原来的神经上皮细胞分化已经停止，变成一层立方形或矮柱状细胞，称室管膜层。套层：神经上皮细胞不断分裂增殖，部分细胞迁至神经上皮细胞的外周，称为神经细胞。之后，神经上皮细胞又分化出成神经胶质细胞，也迁至神经上皮细胞的外周。因此，在原神经上皮细胞的外周由成神经细胞和成胶质细胞构成一层新细胞层，称套层。边缘层：套层的成神经细胞起初为圆球形，突起在很短的时间内就长出，突起逐渐增长并伸至套层外周，形成一层新的结构，称边缘层。随着成神经细胞的分化，套层中的成胶质细胞也分化为星形胶质细胞和少突胶质细胞，并会有部分细胞进入边缘层。

4. 神经细胞发育成神经细胞属分裂后细胞，一般情况下是不会再分裂增殖的。神经细胞在起初为圆形，称无极成神经细胞，以后发生两个突起，成为双极成神经细胞，双极成神经细胞朝向神经管腔一侧的突起会退化直至消失，成为单极成神经细胞，伸向边缘层的一个突起迅速增长，形成原始轴突，单极成神经细胞内侧端又形成若干短突起，成为原始树突，然后成为多极成神经细胞，各级成神经细胞进一步生长分化为各级神经细胞。

5. 胶质细胞的发生比神经细胞晚，成胶质细胞首先分化为各类胶质细胞的前体细胞，即成星形胶质细胞和成少突胶质细胞；成星形胶质细胞分化为原浆性和纤维性星形胶质细胞；成少突胶质细胞分化为少突胶质细胞；神经胶质细胞始终保持分裂增殖能力。

◎脊髓的发生

1. 组织发生：神经管的下段分化成为脊髓，脊髓基本保持了上述五层结构：内界膜、室管膜层成为室管膜、套层分化为脊髓灰质、边缘层分化为白质、外界膜，其管腔演化为脊髓中央管。

2. 套层演化形成腹侧左右两个基板背侧，左右两个翼板顶壁和底壁为顶板和底板界沟，前正中裂，后正中隔。

(1) 神经管的两侧壁由于套层中成神经细胞和成胶质细胞的增生，从而迅速增厚腹侧部形成左右两个基板形成。脊髓灰质前角背侧部形成左右两个翼板，翼板形成脊髓灰质后角若干成神经细胞聚集于基板和翼板之间，形成脊髓灰质侧角。

(2) 神经管顶壁和底壁都是薄而窄的，分别形成顶板和底板。

(3) 由于基板和翼板的增厚，在神经管的内表面出现了左右两条纵沟，称界沟。

(4) 由于细胞继续增多，致使左右两基板之间出现一纵沟，称前正中裂。而左右两翼板增大向内侧推移并在中线愈合，愈合处形成一隔膜，称后正中隔。

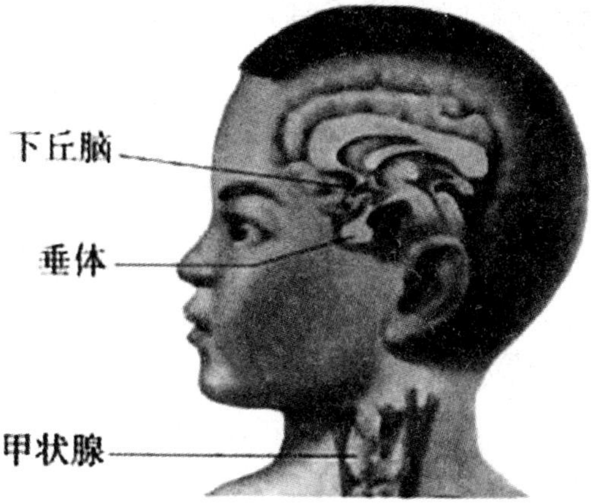

※ 脊髓的发生

3. 脊髓发育胚胎第三个月之前：脊髓与脊柱长度是相同的，其下端可达脊柱的尾骨。第三个月后：由于脊柱增长比脊髓快，致使脊柱逐渐超越脊髓向尾端延伸，脊髓的位置就会相对上移。至出生前：脊髓下端与第三腰椎平齐，仅以终丝（为拉长成线状的软脊膜）与尾骨相连。由于节段分布的脊神经均在胚胎早期形成，并从相应节段的椎间孔穿出，当脊髓位置相对上移后，脊髓颈段以下的脊神经根便越来越斜向尾侧，至腰、骶和尾段的脊神经根则在椎管内垂直下行，与终丝共同组成马尾。

◎脑的发生

1. 脑早期结构胚胎第四周末，神经管头段逐渐形成三个膨大，即脑泡由前向后分别为前脑泡、中脑泡和菱脑泡

2. 结构演变至第五周时，前脑泡的头端开始向两侧膨大，形成左右两个端脑，以后渐渐演变为大脑两半球而前脑泡的尾端则会形成间脑中脑泡，演变为中脑菱脑泡演变为头侧的后脑和尾侧的末脑，后脑演变为脑桥和小脑末脑演变为，延髓脑的内腔成为脑室和中脑导水管。

3. 脑壁结构发育脑壁的演化与脊髓是相似的，由于套层的增厚，致使侧壁分成了背侧的翼板和腹侧的基板。

(1) 端脑和间脑的侧壁大部分形成翼板，基板至小端脑套层中的大

部分细胞都迁至外表面，形成大脑皮质小部分细胞聚集成团，形成神经核边缘层分化为大脑白质。

(2) 中脑、后脑和末脑中的套层细胞多聚集成细胞团或细胞柱，形成各种神经核翼板中的神经核，感觉中继核基板中的神经核多为运动核。

(3) 小脑是由后脑两侧翼板的背侧部分对称性增厚发育而成的。

◎组成

脊椎动物的中枢神经系统脊椎动物的脑位于颅腔内，脊髓位于椎管内。

神经系统是由胚胎时身体背侧的神经管发育而成的。神经管的头端演变成脑，尾端成为脊髓。神经管腔在脑内的部分发展演变成为脑室，在脊髓部分演变成为中央管。脑在开始时是三个脑：前脑泡、中脑和菱脑泡，以后又逐渐衍化成为端脑、间脑、中脑、小脑、脑桥和延髓。

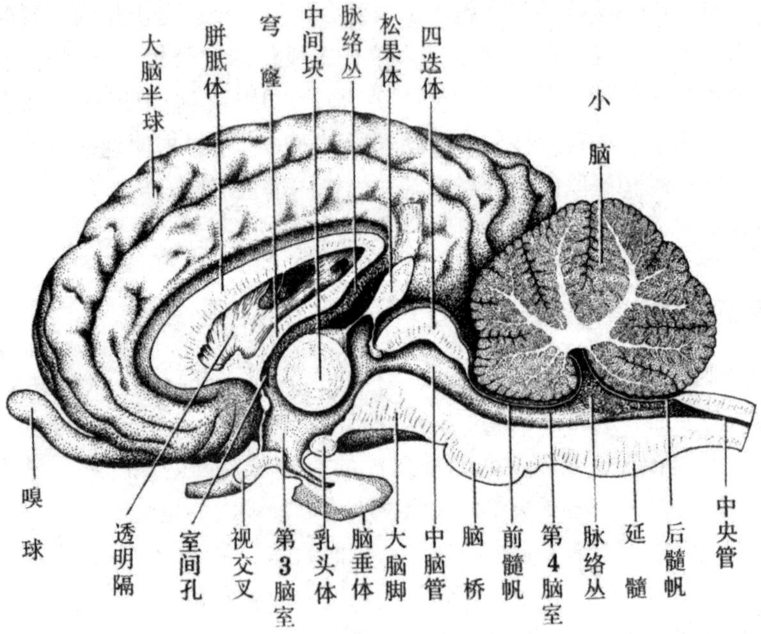

※ 脑部的组成

◎功能

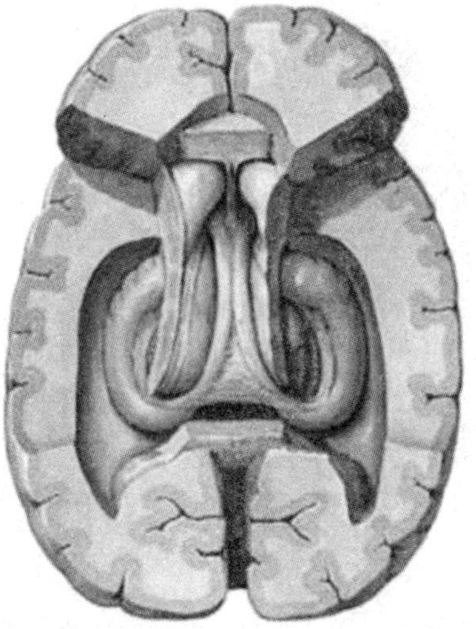
※ 半个大脑

中枢神经系统像是一部容量巨大的信息加工器，加工的结果可以出现反射活动、产生感觉或记忆。例如，动物遇到伤害时，会很自然地躲避，这是一种自然的反射动作。在这个反射动作中，伤害性刺激所引起的信息，传入中枢，经过中枢的加工，再经运动神经传出，最后引起了肌肉的活动。中枢神经系统接受传入信息后，可以传到脑的特定部位，产生感觉，这一点在人类是可以根据主观的经验明确地呈现出来的，在动物中或许也会有类似的“感受”。有些感觉信息传入中枢后，经过学习过程，还可在中枢神经系统内留下痕迹，最终形成记忆。

中枢神经系统在完成上述功能活动时，有一个非常重要的特点，就是协调与整合。协调指整体作用中的各个作用相互结合成为和谐运动的过程；整合是指把单独的、部分的活动变成为一个完整的活动过程。在这里，输出与输入并不是相对等的，可以是多个输入，转化成单个输出，反之也是可以的。例如，当左腿屈曲时，右腿为了支持体重一般都是伸直的，而左腿屈肌是收缩的，伸肌却还是松弛的，这些便是协调与整合的一个很好的体现。

◎中枢神经系统

这些活动都体现了中枢神经系统整体的协调与整合的作用。如果从有机体与环境之间的相互关系来看，中枢神经系统的功能大致可以分为两类：主动作用与对抗作用。对抗作用就是对抗外界环境给予机体的刺激，试图要维持机体活动的原本状态，在生理学上称稳态性作用。这对保持机体生理状态的相对稳定，对于各种生理正常功能进行的意义都是十分重大的。各种先天的反射性活动，绝大多数都是属于这一类，如体

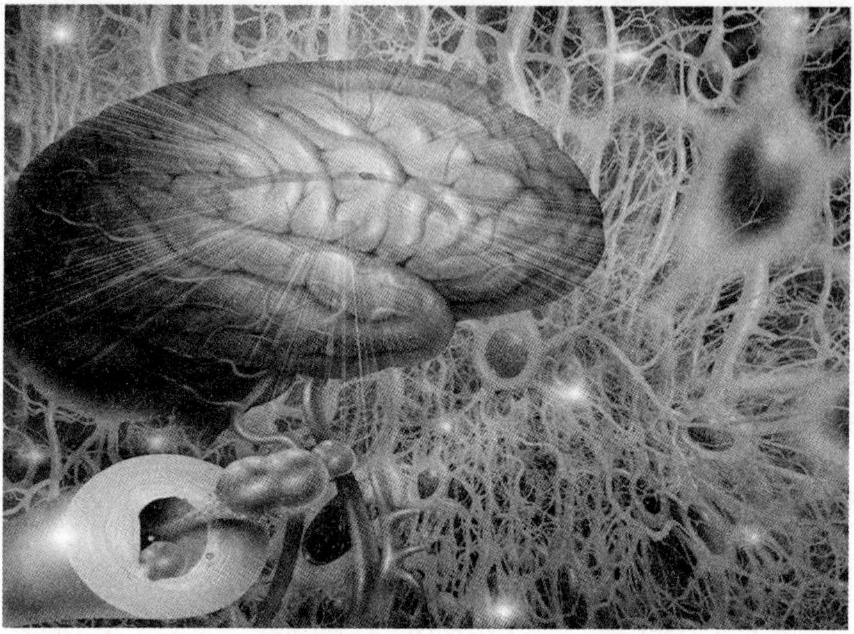

※ 脊椎动物的中枢神经系统

温调节反射，食物引起的胃肠活动反射等。另一类作用是由机体自身主动发动而不是受到外界作用而引起的，称主动作用，这在高等动物的体现尤为明显，如猫向老鼠扑去，如人们随意想做出某个动作等。在这两种活动的基础上还可经过学习，获得新的行为。

◎作用

中枢神经系统是调节某一特定生理功能的神经元群。如呼吸中枢、体温调节中枢、语言训枢等。一般情况下，一些简单的反射中枢范围较窄，如膝跳反射的中枢在腰部脊髓，角膜反射中枢在脑桥。但调节某一复杂生命活动的中枢，范围却是很广泛的，如调节呼吸运动的中枢分散在延髓、脑桥、下丘脑以及大脑皮层等部位，而延髓呼吸中枢是基本的，其余各级中枢通过影响延髓呼吸中

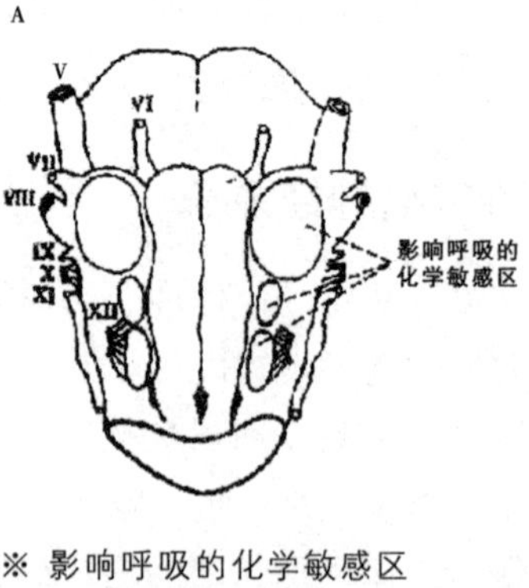

※ 影响呼吸的化学敏感区

枢来调节呼吸运动。可见反射中枢并非仅是中枢神经系统内某一局限的孤立区域，即使同一水平的某一神经中枢内部各个神经元之间，依然会有错综复杂、密不可分的联系，它们彼此影响，共同决定着这个中枢的机能活动状态。神经中枢的活动，可以通过神经纤维直接作用于效应器，也可通过体液途径间接作用于效应器，这个体液途径指的就是内分泌的调节。由于各种反射的神经中枢有确定的位置，因此想要知道中枢的机能变化，可以通过检查某一反射的表现或直接观察某些效应器官的活动来实现，以此来达到诊断疾病或判断病情的目的。如角膜反射的中枢在脑桥，用棉絮轻触角膜边缘，正常反应为闭眼，如果角膜反射迟钝或消失，则表示脑桥损伤或昏迷；跟腱反射的中枢位于骶髓 1～2 节，叩打跟腱，正常应出现足向跖面屈曲，如跟腱反射减弱或消失，则提示相应中枢损伤。

知识窗

·病毒感染·

造成世界各国儿童神经系统感染和死亡的主要原因之一就是由于中枢神经系统受到病毒感染。虽然疫苗接种能够有效地预防许多病毒所引起的神经系统严重疾病（例如脊髓灰质炎、麻疹脑炎、腮腺炎脑膜脑炎及乙型脑炎等），但是依然会有许多病毒感染对中枢神经系统的结构与功能造成严重危害。病毒所致的中枢神经系统感染包括单纯疱疹病毒（HSV）脑炎、肠道病毒感染、先天性巨细胞病毒（CMV）感染、人类免疫缺陷病毒（HIV）脑病，以及其他许多类型。中枢神经系统病毒感染的临床表现是有很多种的，以急性无菌性脑膜炎或脑炎最为常见。多数病例的病因诊断目前仍有一定困难。除少数病毒外，中枢神经系统病毒感染的治疗目前还没有找到有特效的治疗方法。

拓展思考

1. 你知道中枢神经在哪里吗？
2. 你知道脊髓在那里吗？
3. 病毒感染是什么？

大脑的脑神经

Da Nao De Nao Shen Jing

脑神经亦称“颅神经”。从脑发出左右成对的神经一共有 12 对，其排列顺序通常用罗马顺序表示。依次为嗅神经、视神经、动眼神经、滑车神经、三叉神经、展神经、面神经、位听神经、舌咽神经、迷走神经、副神经和舌下神经，其中三叉神经分别由眼神经、上颌神经和下颌神经组成。

12 对脑神经与脑的不同部位相连接，并由颅底的孔裂出入颅腔。具体是：嗅神经经过筛板进入颅腔；视神经经视神经管进入颅腔；动眼神经、滑车神经、眼神经、外展神经经眶上裂进入颅腔；上颌神经经圆孔，下颌神经经卵圆孔进入颅腔；面神经、位听神经经内耳门进入颅腔；舌咽神经、迷走神经、副神经经颈静脉孔进入颅腔；舌下神经经舌下神经管内口进入颅腔。

这些神经大部分分布于头面部，其中迷走神经还分布到胸腹腔内脏器官。各脑神经所含的纤维成分各不相同。按所含主要纤维的成分和功能的不同，可把脑神经分为三类：

1. 感觉神经，包括嗅、视和位听神经；

2. 运动神经，包括动眼、滑车、展、副和舌下神经；

3. 混合神经，包括三叉、面、舌咽和迷走神经。经研究证明，在一些感觉性神经内，含有传出纤维。许多运动性神经内，含有传入纤维。脑神经的运动纤维，由脑于内运动神经核发出的轴突构成；感觉纤维是由脑神经节内的感觉神经元的周围突构成，其中枢突与脑干内的感觉神经元形成突触。

1894 年以来，先后在除圆口类及鸟类以外的脊椎动物中发现第“0”对脑神经（端神经）。在人类由 1～7 条神经纤维束组成神经丛，自此发出神经纤维，经筛板的网孔进入鼻腔，主要分布于嗅区上皮的血管和腺体。

◎脑神经的生理功能

1. 人体共有十二对颅神经：

第一对嗅神经，主要负责鼻子的嗅觉。

第二对视神经，主管眼睛的视物功能。

第三对动眼神经，主管眼球向上、向下向内等方向的运动和上睑上提及瞳孔的缩小。

第四对滑车神经，主管眼球向外下方的运动。

第五对三叉神经。

此神经分为两部分，较大的一部分负责面部的痛、温、触等感觉；较小的一部分主管吃东西时的咀嚼动作。

大的感觉神经又分为三支：

第一支眼支，主要负责眼裂以上之皮肤、粘膜的感觉，如额部皮肤、睑结膜、角膜等处的感觉。

第二支上颌支、主管眼、口之间的皮肤、粘膜之感觉，如颊部、上颌部皮肤、鼻腔粘膜、口腔粘膜上部及上牙的感觉。

第三支下颌支，主管口以下的皮肤、粘膜之感觉，如下颌部皮肤、口腔粘膜下部及下牙的感觉。

第六对外展神经，主管眼球向外方向的运动。

第七对面神经，主管面部表情肌的运动，此外还主管一部分唾液腺的分泌以及舌前 2/3 的味觉感觉。

第八对颅神经，由两部分组成，一部分叫做听神经，主管耳对声音的感受。另一部分叫做前庭神经，其主要作用是保持人体的平衡。

第九对舌咽神经，主管咽喉部粘膜的感觉，一部分唾液腺的分泌和舌后 1/3 的味觉，亦与第十对迷走神经一起主管咽喉部肌肉的运动。

第十对迷走神经，除与第九对舌咽神经一起主管咽喉部肌肉的运动外，还负责心脏、血管、胃肠道平滑肌的运动。

第十一对副神经，主要负责转颈、耸肩等运动。

第十二对舌下神经，主管舌肌运动。

以上就是人体十二对颅神经的名称和它们的主要功能。当任何一个颅神经受到损伤时，那么它所支配的功能也会随之产生障碍，并表现出相应的临床症状。此外，要强调的是，12 对颅神经都是在人体最高司令部——大脑的统一指挥下进行工作的，从而保证了它们的工作能各尽其能而又井然有序地进行。

◎脑神经的区别

与脊神经差异

脑神经与脊神经在基本方面相同点比较多，但是也会存在一些差别。主要有：

①每一对脊神经都是混合性的，但脑神经有感觉性、运动性和混合性三种。

②脑神经头部分化出特殊的感觉器，随之也出现了与之相联系的Ⅰ、Ⅱ、Ⅷ对脑神经。

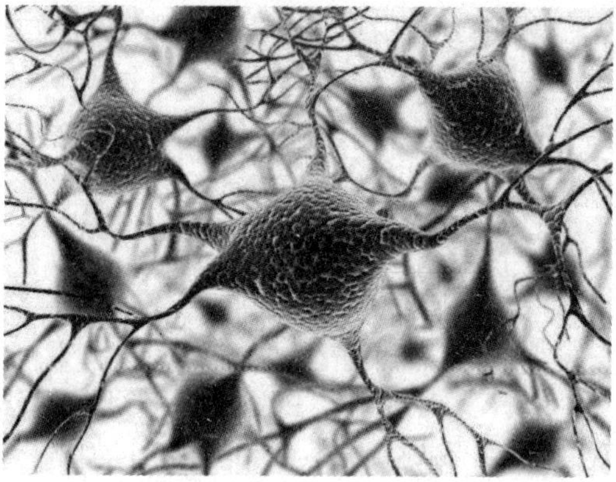

※ 大脑的神经冲动

③脑神经中的内脏运动纤维，属于副交感成分，且仅Ⅲ、Ⅶ、Ⅸ、Ⅹ四对脑神经中含有。而脊神经所含有的内脏运动纤维，大多是交感成分，且每对脊神经中都有，仅在第 2～4 骶神经中含有副交感成分。

脑神经中的躯体感觉和内脏感觉纤维的胞体绝大部分是假单极神经元，在脑外聚集成神经节，有Ⅴ三叉神经节、Ⅶ膝神经节、Ⅸ和Ⅹ的上神经节、下神经节，其性质与脊神经节相同。由双极神经元胞体聚集成节的有Ⅷ前庭神经节和蜗神经节，它们是与平衡、听感觉传入相关的神经节。

与Ⅲ、Ⅶ、Ⅸ对脑神经中的内脏运动纤维相连属的有四对副交感神经节，它们是内脏运动性的。内脏运动纤维由中枢发出后，先终止于这些副交感神经节，节内的神经元再发轴突分布于平滑肌和腺体。与第Ⅹ对脑神经内脏运动纤维相连属的副交感神经节多位于所支配器官的壁内。

▶知识窗

·脑神经损害·

12对脑神经中除嗅、舌下神经外，其余10对神经均可受损，其中最常累及者为视神经、动眼神经及外展神经，一般为双侧对称性，也有单侧性，表现为视力障碍、复视等症状。

脑神经损害症状：视力下降、视物成双、眼睑下垂、眼球位置偏斜、面部麻木、口眼歪斜、口角流涎、听力下降、吞咽困难、饮水呛咳、发音异常等。可为脑干、颅神经肿瘤及颅底邻近部位病变如动脉瘤、脑膜瘤、脊索瘤、颅咽管瘤、垂体瘤、神经鞘瘤等所致。

◎神经疾病的信息

嗅神经损害：由于真正的嗅神经很短，迄今为止，尚无原发性嗅神经病的报告，常与其他颅神经疾病合并存在或继发于其他疾病，主要症状为嗅觉障碍。病因和机理主要为传导嗅觉纤维被阻断所造成的。常见的致病原因为颅内血肿、前颅窝、鞍区与鞍旁肿瘤、外伤、颅内压增高症与脑积水、老年性嗅神经萎缩、各种中毒及感染等。某些颞叶癫痫及精神病医学教育网搜集整理。嗅神经损害的主要临床表现为嗅觉减退、缺失、嗅幻觉与嗅觉过敏等。

鉴别诊断：嗅觉减退、缺失

1. 某些有关的病毒感染和慢性鼻炎其所引起的嗅觉减退常有双侧鼻粘膜发炎和鼻腔阻塞，局部检查会有鼻粘膜充血、鼻甲肥大等症状。

2. 颅底肿瘤以嗅沟脑膜瘤最为常见，病人常有慢性头痛与精神障碍。因嗅神经受压产生一侧或两侧嗅觉丧失。随着肿瘤的生长产生颅内高压症状，颅脑CT常能明确诊断。

3. 某些伴有痴呆的中枢神经病（早老性痴呆、柯萨可夫精神病、遗传性舞蹈病等）可有嗅神经萎缩引起双侧嗅觉减退。这种病一般在中老年人中的发病率较高，可有阳性家族史。颅脑CT、MRI常见脑萎缩等。

4. 颅脑损伤颅前窝骨折及额叶底面的脑挫裂伤及血肿，可引起嗅神经的撕裂与压迫而引起嗅觉丧失，可以根据明确的外伤史，头颅X光、CT等可明确诊断。

嗅幻觉：①颞叶癫痫临床表现多种多样，钩回发作时常表现嗅幻觉及梦样状态，病人可嗅到一种如腐烂食品、尸体、烧焦物品、化学品的气味，脑电图检查可见颞叶局灶性异常波。②精神分裂症，某些精神分裂症患者，嗅幻觉通常会可作为一种症状或与其他幻觉和妄想结合在一起表现出来，精神检查大多可以明确诊断。

视神经损害：视神经属于中枢性传导束，视神经损害系视神经传导通路内某种病因所致传导功能障碍的疾病。

病因和机理：引起视神经损害的病因有很多种，常见的病因有外伤、缺血、中毒、脱髓鞘、肿瘤压迫、炎症、代谢、梅毒等。其共同的发病机理是引起视神经的传导功能障碍。

临床表现：

(1) 视力障碍为最常见最主要的临床表现，初期常有眼眶后部疼痛与胀感、视物模糊，继之症状加重，表现视力明显降低甚至丧失。

(2) 视野缺损可分为两种：①双颞侧偏盲：如为肿瘤压迫所致两侧神经传导至鼻侧视网膜视觉的纤维受累时，不能接受双侧光刺激而出现双颞侧偏盲。当肿瘤逐渐长大时，因一侧受压重而失去视觉功能导致一侧全盲，另一侧为颞侧偏盲，最后两侧均呈全盲。②同向偏盲：视束或外侧膝状体以后通路的损害，可产生一侧鼻侧与另一侧颞侧视野缺损，称为同向偏盲。视束与中枢出现的偏盲不同，前者伴有对光反射消失，后者的光反射依然存在；前者偏盲完整，而后者多不完整呈象限性偏盲；前者患者主观感觉症状与后者更为显著，后者多无自觉症状；后者视野中心视力保存，呈黄斑回避现象。

鉴别诊断

1. 视力减退或丧失

(1) 颅脑损伤

当颅底骨折经过蝶骨骨突或骨折片损伤颈内动脉时，会产生颈内动脉——海绵窦瘘，其临床表现为头部或眶部连续性杂音，搏动性眼球突出，眼球运动受限和视力进行性减退等。根据有明确的外伤史，X 光片有颅底骨折及脑血管造影检查临床诊断不难。

(2) 视神经脊髓炎

病前几天至两星期可有上呼吸道感染史。可首先从眼症状或脊髓症状开始，有时两者也会同时发生，通常一眼首先发病，几小时至几星期后，另一眼便也会发病。视力减退速度很快，有中心暗点，偶而发展为几乎完全失明。眼的病变可以是视神经乳头炎或球后视神经炎。若是前者即将出现视乳头水肿，若是后者则视乳头正常。

脊髓炎症状一般出现在眼部症状之后，最初的症状多为背痛或肩痛，放射至上臂或胸部。随即出现下肢和腹部感觉异常，进行性下肢无力和尿潴留。最初虽然腱反射减弱，但跖反射仍为双侧伸性。感觉丧失异常上或至中胸段。周围血白细胞增多，血沉轻度增快。

(3) 多发性硬化

多在20～40岁之间发病，临床表现形式有很多种情况，可以视力减退为首发，表现为单眼（有时双眼）视力减退。眼底检查可见视神经乳头炎改变。小脑征、锥体束征和后索功能损害都是很常见的。深反射亢进、浅反射消失以及跖反射伸性。共济失调、构间障碍和意向性震颤三者同时出现时，即构成所谓夏科三联征。本病病程典型者的缓解与复发交替发生。诱发电位、CT或MRI可发现一些尚无临床表现的脱髓鞘病灶，脑脊液免疫球蛋白增高，蛋白质定量正常上限或稍高。

(4) 视神经炎

可分为视乳头炎与球后视神经炎两种。主要表现为视力急速减退或失明，眼球有疼痛感，视野中出现中心暗点，生理盲点扩大，瞳孔扩大，直接光反应消失，交感光反应存在，大多为单侧。视乳头炎具有视乳头改变，其边缘不清、色红、静脉充盈或纡曲，会有小片出血，视乳头高起显著。视乳头炎极似视乳头水肿，前者具有早期迅速视力减退、畏光、眼球疼痛、中心暗点及视乳头高起小于屈光度等特点，易与后者相鉴别。球后视神经炎与视乳头炎相似，但无视乳头改变。

(5) 视神经萎缩

分为原发性与继发性两种。主要症状有视力减退，视乳头颜色变苍白与瞳孔对光反射消失。原发性视神经萎缩为视神经、视交叉或视束因肿瘤、炎症、损伤、中毒、血管疾病等原因而阻断视觉传导所致。继发性视神经萎缩为视乳头水肿，视乳头炎与球后视神经炎造成。

(6) 急性缺血性视神经病

指视神经梗塞所致的视力丧失，起病突然，视力减退常常立即达到高峰。视力减退的程度决定于梗塞的分布。眼底检查可有视乳头水肿和视乳头周围线状出血。常继发于红细胞增多症、偏头痛、胃肠道大出血后，脑动脉炎及糖尿病，更多的是高血压和动脉硬化。根据原发疾病及视力急剧减退临床诊断较易。

(7) 慢性酒精中毒

视力减退呈亚急性，同时伴有酒精中毒症状，如言语不清，行走不稳及共济运动障碍，严重时甚至会出现酒精中毒性精神障碍。

2. 视野缺损

(1) 双颞侧偏盲

①脑垂体瘤

早期垂体瘤常无视力视野障碍。如肿瘤增大，向上伸展压迫视交叉，则出现视野缺损，外上象限首先受影响，最先表现出来的是红视野。此时病人在路上行走时很容易碰撞路边行人或障碍物。之后病变逐渐加大、受到较重的压迫，则白视野也受影响，渐至双颞侧偏盲。如果治疗不及时，视野缺损可再扩大，并且视力也有减退，最终导致全盲。垂体瘤除有视力视野改变外，最常见的为内分泌症状，如生长激素细胞发生腺瘤，临床表现为肢端肥大症，如果发生在青春期以前，可出现巨人症。如催乳素细胞发生腺瘤，在女病人可出现闭经、泌乳、不育等。垂体瘤病人 X 光片多有蝶鞍扩大、鞍底破坏、头颅 CT、MRI 可见肿瘤生长，内分泌检查各种激素增高。

②颅咽管瘤

主要表现为儿童期生长发育迟缓、颅内压增高。当压迫视神经时就会出现视力视野障碍。由于肿瘤生长方向通常是不规律的，两侧视神经收到的压迫程度也是不同的，故两侧视力减退程度大多也是不相同的。视野改变亦不一致，约半数表现为双颞侧偏盲，早期肿瘤向上压迫视交叉可表现为双颞上象限盲。肿瘤发生于鞍上向下压迫者可表现为双颞下象限盲。肿瘤偏一侧者可表现为单眼颞侧偏盲。颅骨平片有颅内钙化及 CT、MRI 检查和内分泌功能测定，临床多能明确诊断。

③鞍结节脑膜瘤

临床表现以视力减退与头痛症状比较常见。视力障碍呈慢性进展。最先出现一侧视力下降或两侧不对称性的视力下降，同时出现一侧或两颞侧视野缺损，之后发展为双颞侧偏盲，最后会导致失明。眼底有原发性视神经萎缩的征象。晚期病例引起颅内压增高症状。CT 扫描，鞍结节脑膜瘤的典型征象是在鞍上区显示造影剂增强的团块影像，密度均匀一致。

(2) 同向偏盲视束及视放射的损害可引起两眼对侧视野的同向偏盲。多见于内囊区的梗塞及出血出现对侧同向偏盲、偏身感觉障碍和颞叶、顶叶肿瘤向内侧压迫视束及视放射而引起对侧同向偏盲。上述疾病多能根据临床表现及头颅 CT 检查明确诊断。

动眼神经损害：动眼神经、滑车神经、外展神经损害。动眼、滑车和外展神经支配眼内外肌和眼球运动，合称眼球运动神经，由于其有十分密切的解剖关系，并经常性地同时受累，故一并叙述。

病因和机理：常见的病因有动眼、滑车与外展神经本身炎症而导致的麻痹，急性感染性多发性神经炎，继发于头面部急、慢性炎症而引起海绵窦血栓形成，眶上裂与眶尖综合征，颅内动脉瘤，颅内肿瘤，其他如结核、霉菌、梅毒与化脓性炎症引起的颅底脑膜炎等。由于病因不同，其发病机理也是不尽相同的，如肿瘤的直接压迫所导致，原发性炎症时，动眼、滑车与外展神经纤维呈脱髓鞘改变等。

临床表现：

1. 动眼神经麻痹表现为上睑下垂，眼球外斜，向上外、上内、下内、同侧方向运动障碍，瞳孔散大，对光反应及调节反应消失，头向健侧歪斜。完全性瘫痪多为周围性，但不完全性多为核性。

2. 滑车神经麻痹表现为眼球不能向下外方向运动，伴有复视，下楼时复视明显，连下楼的动作都是很困难的。头呈特殊位，呈下颏向下头面向健侧的姿势。

3. 外展神经麻痹表现为眼内斜视，不能外展，并有复视。

鉴别诊断

1. 动眼神经麻痹

(1) 核性及束性麻痹因动眼神经核在中脑占据了较大的范围，故核性损害多引起不全麻痹，且多为两侧性，可见有神经梅毒，腊肠中毒及白喉等。束性损害多引起一侧动眼神经麻痹，表现为同侧瞳孔扩大，调节机能丧失及睑下垂，眼球被外直肌及上斜肌拉向外侧并稍向下方。

①脑干肿瘤：特征的临床表现为出现交叉性麻痹，即病变节段同侧的核及垓下性颅神经损害及节段下对侧的锥体束征。颅神经症状因病变节段水平和范围不同而异。如中脑病变多表现为病变侧动眼神经麻痹，脑桥病变可表现为病变侧眼球外展及面神经麻痹，同侧面部感觉障碍以及听觉障碍。延髓病变可出现病变侧舌肌麻痹、咽喉麻痹、舌后 1/3 味觉消失等。脑干诱发电位、CT、MRI 可明确诊断。

②脑干损伤：多有明确的外伤史，伤后长时间的昏迷，且有眼球运动障碍等。

③颅底骨折：颅脑外伤后可损伤颈内动脉，产生颈内动脉——海绵窦瘘出现眼球运动受限和视力减退，同时可有头部或眶部连续性杂音，搏动性眼球突出。

(2) 周围性麻痹

①颅底动脉瘤：动眼神经麻痹单独出现时，常见于颅底动脉瘤而罕见于其他肿瘤。本病多见于青壮年，多有慢性头痛及蛛网膜下腔出血病史，亦可以单独的动眼神经麻痹出现。脑血管造影多能明确诊断。

②颅内占位性病变：在颅脑损伤颅内压增高及脑肿瘤晚期，一般皆表示已发生小脑幕切迹疝。表现为病侧瞳孔扩大及光反应消失，对侧肢体可出现瘫痪，继之对侧瞳孔也出现扩大，同时伴有意识障碍。根据病史及头颅 CT 检查多能明确诊断。

③海绵窦血栓形成及窦内动脉瘤：可表现为海绵窦综合征，除了动眼神经瘫痪外，还有三叉神经第一支损害，眶内软组织，上下眼睑、球结膜、额部头皮及鼻根部充血水肿，眼球突出或视乳头水肿，炎症所致者常伴有全身感染症状，结合眶部 X 线片及腰椎穿刺及血常规检查可明确诊断。

④眶上裂与眶尖综合征：前者具有动眼、滑车、外展神经与三叉神经第一支功能障碍，后者除此三对颅神经损害外，常伴有视力障碍，结合眶部视神经孔 X 线片，血液化验、眶部 CT 等多能明确诊断。

⑤脑膜炎：脑膜炎引起的动眼神经损害多为双侧性，且多与滑车、外展神经同时受累。脑脊液检查细胞数、蛋白定量增高。

2. 滑车神经麻痹

滑车神经麻痹很少单独出现，多与其他 2 对颅神经同时受累。滑车神经麻痹时，如不进行复视检查则不易识别。其鉴别诊断参见动眼神经麻痹。

3. 外展神经麻痹

(1) 脑桥出血及肿瘤因与面神经在脑桥中关系密切，这两个神经的核性或束性麻痹常同时存在，表现为病侧外展及面神经的麻痹和对侧偏瘫，称为 Millard－Gubler 氏征群。起病常较突然并迅速昏迷，双瞳孔针尖样改变。根据临床表现结合 CT、MRI 检查诊断不难确立。

(2) 岩尖综合征急性中耳炎的岩骨尖部局限性炎症及岩骨尖脑膜瘤可引起外展神经麻痹，并伴有听力减退及三叉神经分布区的疼痛，称为 Gradenigo 氏征群；X 线摄片可发现该处骨质破坏或炎症性改变。结合病史及 CT 检查可确立诊断。

(3) 鼻咽癌外展神经在颅底前部被侵犯的原因以鼻咽癌最为多见，其次为海绵窦内动脉瘤及眶上裂区肿瘤。中年病人出现单独的外展神经麻痹或同时有海绵窦征群的其他表现时，应首先考虑鼻咽癌的存在。常伴有鼻衄、鼻塞，可出现颈淋巴结肿大，作鼻咽部检查、活检、颅底X线检查可确诊。

三叉神经损害：在三叉神经损害的疾病中，以三叉神经痛最为常见，单独三叉神经破坏性损害少见，多同时伴有其他颅神经受累。

病因和机理：

1. 三叉神经痛：可分为原发与继发性两种。继发性的三叉神经痛的病因有异位动脉或静脉、动静脉畸形、动脉瘤对三叉神经根的压迫、扭转，桥小脑角或半月节部位的肿瘤，蛛网膜炎所致的粘连、增厚、颅骨肿瘤、转移癌等。

2. 三叉神经麻痹：三叉神经麻痹可由脑干、颅底或颅外病变引起。如脑干肿瘤、三叉神经节的带状疱疹等。由于病因不同，其发病机理亦不同。炎症所致者，三叉神经纤维有炎细胞浸润、脱髓鞘改变等；良性肿瘤者，瘤细胞分化成熟，肿瘤压迫三叉神经纤维，使纤维变性；恶性肿瘤转移至三叉神经，造成三叉神经纤维破坏性改变。

临床表现：

1. 三叉神经痛：特别是面部三叉神经分布区的阵发性放射性疼痛，性质剧烈，呈针刺、刀割、烧灼、撕裂样，持续数秒至1～2分钟，突发突停，每次疼痛情况相同。疼痛可由口、舌的运动或外来的刺激引起，例如说话、吃饭、刷牙、洗脸、甚至眨眼、打呵欠，其他如受震动、风吹等。疼痛发作常有一触发点或称扳机点，多在上、下唇部、鼻翼、口角、颊部和舌等处，稍加以触动即引起疼痛发作。疼痛发作时伴有同侧眼或双眼流泪及流涎。偶有面部表情出现不能控制的抽搐，称为“痛性抽搐”。起初每次疼痛发作时间较短，发作间隔时间较长，以后疼痛时间渐加长而间隔时间缩短，以致终日不止。

2. 三叉神经麻痹：主要表现为咀嚼肌瘫痪，受累的肌肉可萎缩。咀嚼肌力弱，患者常述咬食无力，咀嚼困难，张口时下颌向患侧偏斜。有时伴有三叉神经分布区的感觉障碍及同侧角膜反射的减弱与消失。

鉴别诊断

1. 三叉神经痛

(1) 三叉神经炎病程短，疼痛呈持续性，三叉神经分布区感觉过敏或减退，可伴有运动障碍，在受累的三叉神经分支有明显的压痛。神经炎多在感冒或副鼻窦炎后发病。

(2) 小脑脑桥角肿瘤疼痛发作可与三叉神经痛相同或不典型，但多见于30岁以下年轻人，多有三叉神经分布区感觉减退，并可逐渐产生小脑脑桥角其他症状和体征。以胆脂瘤多见，脑膜瘤、听神经瘤等次之，后两者其他颅神经受累，共济失调及颅内压增高表现较明显。X线片、特殊造影、CT等可协助确诊。

(3) 颅底转移癌最常见为鼻咽癌，常伴有鼻衄、鼻塞，可出现多数颅神经麻痹，颈部淋巴结肿大，作咽部检查、活检、颅底X线检查可确诊。

(4) 三叉神经半月节肿瘤可见神经节细胞瘤，脊索瘤等，可有持续性疼痛，患者三叉神经感觉，运动障碍明显。颅底X线可能有骨质破坏等改变。二、三叉神经麻痹单独出现较少，常与三叉神经疼痛（继发性三叉神经痛）同时出现。关于三叉神经麻痹的鉴别诊断参见三叉神经痛。

面神经损害：面神经由支配面部表现肌的运动纤维和中间神经两部分组成。中间神经由感觉和副交感纤维组成。面部经损害的部位可在脑干内、颅底、面神经管及其远端。因展神经核及脑桥侧视中枢与面神经核相邻。故涉及面神经的脑干病变常伴有眼外展或侧视麻痹组成的交叉性瘫痪。面神经损害主要表现为面神经周围性瘫痪或面肌痉挛。

病因和机理：面神经损害的病因常见有：急性非化脓性面神经炎、带状疱疹、外伤、肿瘤、血管病、传染性单核细胞增多症、梅毒与中耳炎及血管畸形、血管扭转压迫等。其发病机理与病因有密切的关系，面神经炎的发病机理是由于神经干纤维水肿、受压与缺血等，外伤、手术多为压迫和手术损伤所致。

鉴别诊断

1. 面神经麻痹

(1) 特发性面神经麻痹又称贝耳（Bell）麻痹，指原因不明，急性发病的单侧周围性面神经麻痹。主要表现为单侧典型的面神经麻痹。病前有面耳部风吹受凉病史。根据急性起病及典型的临床表现，诊断常无困难。

(2) 急性感染性多发性神经根炎又称格林—巴利（Guillain－Barre）综合征。常有面神经的损害致周围性面神经麻痹，此病具有四肢远端对称性瘫痪，并可波及躯干，严重病例可累及肋间及隔肋而致呼吸麻痹，感觉障碍呈手套袜子型。脑脊液典型改变是蛋白质含量增高，而细胞数正常，称蛋白—细胞分离现象。

(3) 各种中耳炎、迷路炎、乳突炎等可并发耳源性面神经麻痹，但多有原发病的症状与病史，如中耳炎或有耳痛，外耳道异常分泌物；迷路炎而出现迷路水肿致眩晕、呕吐等，乳突炎则出现局部的红、肿、热、痛改变。

(4) 急性传染性单核细胞增多症除有面神经周围性麻痹外，还有全身症状如发热、乏力、厌食等，周围血单核细胞显著增多。

(5) 颅脑外伤。颅脑外伤后颅骨骨折可致面神经麻痹，具有明确的外伤史，有面部表情肌瘫痪的特点，颅骨（或颅底）X 线摄片可协助诊断。乳突根治术较易损伤面神经，根据手术情况即可明确诊断。

(6) 肿瘤。脑干预小脑脑桥角的肿瘤除有面部表情肌瘫痪外，主要有听神经损害或其他颅神经同时受累、小脑性共济失调与上发底视乳头水肿、及长束受累的症状及体征。脑干诱发电位、X 线、CT 扫描等检查，可协助诊断。

(7) 脑膜炎。大多起病缓慢，且具有其他颅神经受损，脑脊液检查多有阳性发现。

2. 面肌痉挛

(1) 面神经麻痹。多有周围性面神经麻痹病史，加上典型的临床表现，诊断不难。

(2) 三叉神经痛。部分三叉神经痛患者可引起反射性面肌抽搐，口角牵向患侧，并有面红、流泪和流涎，称痛性抽搐。典型三叉神经痛状易于鉴别。

(3) 肿瘤与运动神经元病。小脑脑桥角肿瘤、面神经膜瘤、脑桥瘤、延髓空洞症、运动神经元病等均可引起面肌痉挛，多伴有其他颅神经或长束受累的症状与体征，必要时进行脑脊液、脑超声波、X 线、XT、MRI 扫描等检查，以协助诊断。

◎外展神经损害

有许多发生在老年人与糖尿病患者中的外展神经瘫痪可能是由小血管的病变所引起。在特发的病例中，不发生其他颅神经的障碍，而且应该在两个月出现病情的改善。有一个可以加以明确的病因，即外展神经在海绵窦内受到起源于鼻咽部肿瘤的压迫。

典型的、还发生头部剧烈的疼痛以及三叉神经第一支分布区域内的感觉消失。任何可以引起脑移位的病变或因素都能引起对第六神经的牵引，因为它是以锐角的姿势进入 Dorello 管道的。

因此，远离外展神经的巨大脑瘤，颅内压的增高或腰穿都可能导致第六神经瘫痪。糖尿病性梗塞是较为常见的病因之一。其他的病因包括不足以引起颅底骨折的头部外伤，累及脑膜的感染或肿瘤，Wernicke 脑病，动脉瘤以及多发性硬化。

在没有颅内压增高征象的儿童中，第六神经瘫痪可以由呼吸道感染引起，而且可以为复发性。完全性第六颅神经瘫痪的诊断很容易，但要确定其病因学则有一定的难度。

排除颅内高压与视乳头水肿（眼底检查时注意有无视网膜静脉搏动）很重要，MRI 或 CT 有助于排除颅内占位性病变，脑积水以及眶内，海绵窦内以及颅底病变。腰穿可测定脑脊液的初压，可发现软脑膜炎症，感染，或癌肿浸润的线索。

对结缔组织血管病变的筛查有助于排除血管病变性过程。在许多病例中，一旦原发的疾病经过治疗以后，第 6 神经的瘫痪就可以缓解。

◎记忆口诀

一嗅二视三动眼，四滑五叉六外展，七面八听九舌咽，迷副舌下神经全。

拓展思考

1. 脑神经又称为什么呢？
2. 你知道脑神经的损害吗？
3. 脑神经的记忆口诀你理解吗？

第三章 大脑的记忆

DANAODEJIYI

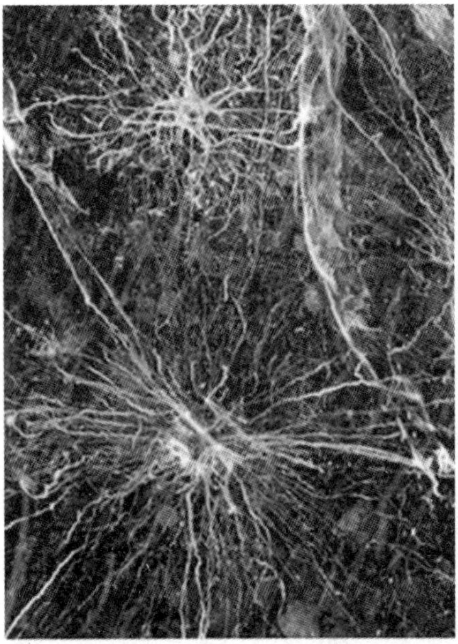

记忆是人类心智活动的一种，属于心理学或脑部科学的范畴。记忆代表着一个人对过去活动、感受、经验的印象累积，记忆有多种分类，主要因环境、时间和知觉来分。

大脑记忆的起源与发展

Da Nao Ji Yi De Qi Yuan Yu Fa Zhan

记忆是在头脑中积累和保存个体经验的心理过程，用信息加工的术语讲，就是人脑对外界输入的信息进行编码、存储和提取的过程。

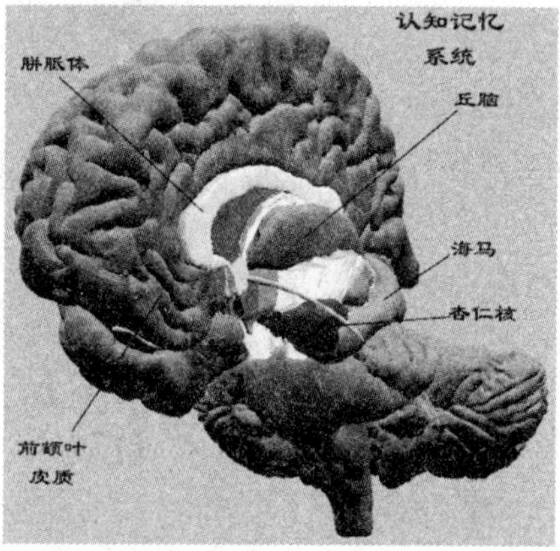

※ 认知记忆

详细解释

1. 记得；没有忘记。

《人仙经》：“我父毘沙门天王，回还本宫，为我宣说，我悉记忆，无所忘失。”《隋书·儒林传·何妥》：“臣少好音律，留意管弦，年虽耆老，颇皆记忆。”丁玲《自杀日记》：“谁能把谁记忆到好久!”

2. 对过去事物的印象。

《关尹子·五鉴》：“譬犹昔游再到，记忆宛然。”元刘因《有客》诗：“门前有客通名姓，一别十年记忆无。”清俞樾《茶香室续钞·饮鬼浆》：“我方饮时，为一犬过，踣而失汤，遂不饮而过，是以记忆了了。”老舍《柳屯的》：“在我的记忆中，他们似乎没有失败过。”

3. 记性，记忆力。

魏巍《东方》第四部第二十章：“大夯看出他得了脑震荡，尽管恢复了知觉，但是记忆并未恢复。”刘绍棠《鹧鸪天》：“你的记忆真好。”

4. 回忆；回想。

清洪升《长生殿·闻乐》：“不免召他梦魂重听此曲，使其醒来记忆，谱入管弦。”箫军《五月的矿山》第三章：“鲁东山从他那特征的亮亮的大额头，陡然记忆起来了，他的名字叫秦二贵。”丁玲《梦珂》：

“于是便又去记忆那女伶的名字，但总记不起。”

▶知识窗

记忆是客观存在，是物质或物质系统变化痕迹的即时状态。事实上，最早的记忆是大自然的记忆。但人们常常习惯于大脑的记忆。可以认为，大脑记忆是大自然记忆中的特殊部分，故记忆可分为广义记忆和狭义记忆两大类。广义记忆泛指大自然的记忆和生命体力活动的记忆，狭义记忆单指大脑的记忆。根据人类的约定俗成，狭义记忆简称为记忆。

公元前 6 世纪，古希腊人帕蒙尼德认为，人的记忆是由明暗（或冷热）两种物质构成的混合体，在混合体没有受到外界干扰的情况下，记忆就是完整的，一旦混合体发生变化就会出现遗忘现象。

公元前 5 世纪，古希腊人迪奥泽尼提出了另一种看法。他认为记忆是由使体内空气保持均匀分布的东西所组成的，与帕蒙尼德一样，他也认为平衡一旦遭到破坏，就会出现遗忘现象。

在记忆问题上提出重要概念的第一人是公元前 4 世纪的著名思想家柏拉图。他的理论被称为“蜡版假说”。他的看法是，人对事物获得印象最终形成记忆，就像有棱角的硬物放在蜡版上所留下的印记一样。

亚里士多德在公元前 4 世纪末，提出了一个较为科学的概念。今天我们所认为的一些大脑的功能，在那个时候认为是心脏的功能。他认识到了心脏的部分功能与血液有着密切联系，而记忆则是以血液流动为基础的。遗忘发生的主要原因是血液流动减缓所致。

古罗马人在记忆理论上所做的研究很少，不过他们使用的“罗马家居法”和“直接联想法”一直传到了今天。这几种方法很实用，现在许多书上讲的快速记忆方法都受到这两本书的影响，有的只是改变叫法或略加了改进，但就实质而言，没有什么差别。

17 世纪中叶，英国出现了以霍布斯、洛克为代表的“联想主义”心理学派。霍布斯对记忆现象做了唯物主义的分析；洛克则在欧洲心理学史上第一次提出了重要的记忆现象——“联想”一词，自此之后，“联想”便成了专门的术语。第一个在心理学史上对记忆进行系统实验的是德国著名心理学家艾滨浩斯。他对记忆研究的主要贡献，一是对记忆进行严格数量化的测定，二是对记忆的保持规律作了重要研究并绘制出了著名的“艾滨浩斯遗忘曲线”。

第二次世界大战后，特别是 20 世纪 60 年代以来，记忆研究越来越得到人们的重视。美、英、日、苏等国家或设立记忆法专科学校，或开办函授教学，开始对人们进行增进记忆的普及教育。

知识库

·什么是人的记忆·

《辞海》中“记忆”的定义是：人脑对经验过的事物的识记、保持、再现或再认。识记即识别和记住事物特点及联系，它的生理基础为大脑皮层形成了相应的暂时神经联系；保持即暂时联系以痕迹的形式留存于脑中；再现或再认则为暂时联系的再活跃。通过识记和保持可积累知识经验。通过再现或再认可恢复过去的知识经验。从现代的信息论和控制论的观点来看，记忆就是人们把在生活和学习中获得的大量信息进行编码加工，输入并储存于大脑里面，在必要的时候再把有关的储存信息提取出来，应用于实践活动的过程。把两者结合起来，可以将记忆的含义表述得更确切一些。所谓记忆，就是人们对经验的识记、保持和应用过程，是对信息的选择、编码、储存和提取过程。

记忆的关键就是把抽象无序转变成形象有序的过程。

拓展思考

1. 你知道哪几种记忆理论很实用吗？
2. 记忆的关键是什么呢？
3. 什么是人的记忆？

大脑记忆的特征与定义

Da Nao Ji Yi De Te Zheng Yu Ding Yi

◎记忆的作用

记忆是一种基本的心理过程，与其他心理活动有着密不可分的联系。在知觉中，人的过去经验有重要的作用，假如没有记忆的参与，人就不能分辨和确认周围的事物。当遇到复杂问题需要时，由记忆提供的知识经验，作用是十分重大的。近年来，认知心理学家把记忆的研究提到了特别重要的位置，其原因也在这里。

记忆在个体心理发展中的作用也是非常重要的。人们要发展动作机能，如行走、奔跑和各种劳动机能，就是必须保存积累动作的经验。人们要发展语言和思维，就必须有保存词和概念的能力。由此可知，如果没有记忆，就谈不上经验的累积，也就没有心理的发展。除此之外，一个人某种能力的出现，一种好的或坏的习惯的渐渐养成，一种良好的行为方式和人格特征的培养，也都是以记忆活动为前提的。

记忆将人的过去和现在紧密联系在一起，是人们学习、工作和生活的基本机能。学生凭借记忆，才能获得知识和技能，才可以使自己有知识；演员凭借记忆，才能准确表达自己各种感情、语言和动作，完成艺术表演。离开了记忆，人们什么都做不好，他们的行为只能由本能来决定。所以，记忆对人类社会的发展也有重要的意义，从一定意义上也可以说，假如没有记忆和学习，就不会有我们现在的人类文明。

◎记忆的特征

遗传是一种记忆行为的释放。遗传是生命的主要特征，也就是在染色体上形成特定标示，这一标示的形成会经历漫长的时期，过程也是较为复杂的，这种标示首先必须某细胞群（比喻人类大脑细胞群）受到连续的或特殊的刺激，使其带上这一特定的刺激的标示，这样，这一刺激的遗传基因就已经完成了一半，另一半因素是取决于异性的，假使和这个人结婚的异性也带有这一特定遗传标示，那么这一刺激的结果就可能在他们的后代中出现了，例如黄种人的三大特征之一的青屁股，又例如白种人的白皮肤，因为长期的阳光照射稀少产生的皮肤标记，这一标记能遗传，在长期内受同种刺激中，使得欧洲人产生了这一遗传标记。

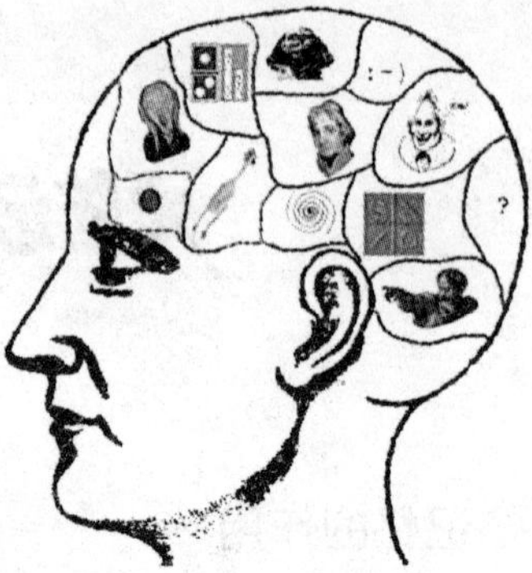

※ 大脑存储的东西

标记的产生有以下特点：第一，在长时间内的大面积种类都得到的刺激；第二，来自突然的单一的刺激。在这里，有必要论述一下“变异”，变异是指在正常遗传的位点上出现了特殊，上面所说的突然单一的刺激就是指变异，但是，它们也是各不相同的，以前所述的变异是指某种非普通物种类同的改变，这里所描述的变异还包括新细胞的诞生和新功能的产生，在最开始的时候人类是没有思维的，经过长期的社会群居之后，使得在同一洞穴里的人必须发生交往，随之也就出现了思维，从此，一群新的基因就产生了。人类在内的动物界的所有行为都是由遗传所带来的结果，环境只能使这种行为更加趋近完美和复杂。从人类最初的吮吸到最后发育出来的性行为，都是遗传的结果。人类的行为可以到动物界找到答案，如果以动物的行为建立一个认识黎（认识的一种理论），便可以得知，人类的所有行为都是以单细胞生物的行为模本而进化的。虽然人类有喂奶等高级行为，但是，它是由进化而形成的结果。

自然界的原块使人体产生的记块的信息量，在人的一生中是非常庞大的，不过很多的记块都被大脑隐藏了，只有在特殊的情况下才可能被提取出来。

有一种“生铺”行为，可以很直接的证明周身细胞是有记忆的，当一个人睡在一个新环境的一张床上面，就会感觉很陌生因而睡不着觉，这是因为，整个人背部和身躯侧面的细胞牢记着以前的“睡眠床”的“性质”：如软硬、平凹、覆盖物的轻重、枕头的性质及睡的方向等，当他入眠于这一陌生环境时，躯体细胞的所有原记块都与现在的刺激格格不入或对不上号，所以细胞出现大调整（兴奋），通过一定路径反馈给大脑的兴奋中枢，大脑于是建立一个新的联系区，因此兴奋使人不能入睡。

知识窗

记忆是过去经验在头脑中的具体反映。所谓过去的经验是指过去对事物的感知，对问题的思考，对某个时间引起的情绪体验，以及进行过的动作操作。这些经验都可以以映象的形式存储在大脑中，在一定条件下，这种映象又可以从大脑中提取出来，这个过程就是记忆。记忆不像感知觉那样反映当前作用于感觉器官的事物，而是对过去经验的反映。

◎记忆按其内容可以分为五类

形象记忆：即对亲身感知过的事物形象所有的记忆；

情境记忆：对亲身经历过的，有时间、地点、人物和情节的事件的记忆；

情绪记忆：对自己体验过的情绪和情感的记忆；

语义记忆：又叫词语一逻辑记忆，是用词语概括的各种有组织的知识的记忆；

动作记忆：对身体的运动状态和动作机能的记忆。

◎记忆的三个记忆系统

可以用信息加工的观点来看待人的认知活动，人的认知活动也可以看做是对信息进行加工的过程。

它把记忆也看做是人脑对输入的信息进行编码、存储和提取的过程，并按信息的编码、存储和提取的方式不同，以及信息存储的时间长短的不同，将记忆分作：瞬时记忆、短时记忆、长时记忆三个系统。

（一）瞬时记忆

瞬时记忆又叫感觉记忆或感觉登记，是指外界刺激以极短的时间一次呈现后，信息在感觉通道内迅速被登记并保留极短时间的记忆。一般又把视觉的瞬时记忆称为图像记忆，把听觉的瞬时记忆叫做声像记忆。

瞬时记忆有如下特点：

1. 瞬时记忆的编码方式，即瞬时记忆记住信息的方式，是外界刺激物的形象。因为瞬时记忆的信息首先是以感觉通道内加以登记，因此，瞬时记忆具有很鲜明的形象性。

2. 瞬时记忆的容量很大，但保留的时间不长。一般认为，瞬时记忆的内容为 9～20 比特。

3. 如果对瞬时记忆中的信息加以注意，或者说当意识到瞬时记忆的信息时，信息就被转入短时记忆。反之，没有注意到的信息过 1 秒钟便会消失，也就是遗忘。

（二）短时记忆

短时记忆是指外界刺激以极短的时间一次呈现后，保持时间在 1 分钟以内或是几分钟的记忆。

（三）长时记忆

长时记忆是指外界刺激以极短的时间一次呈现后，可以保持时间在 1 分钟以上的记忆。

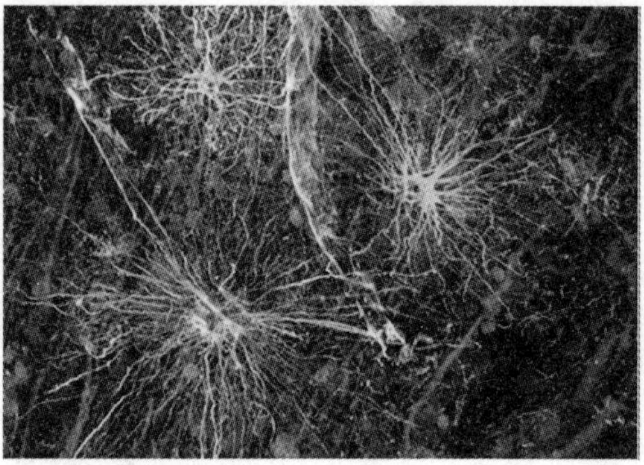

※ 短时记忆

长时记忆有如下特点：

1. 长时记忆的容量无论是信息的种类或是数量都是无限庞大的。

2. 长时记忆的编码分为语义编码和形象编码这两种。语义编码是用语言对信息进行加工，按材料的意义加以组织的编码。形象编码则是以感觉映象形式对事物的意义进行的编码。

3. 长时记忆中存储的信息如果不是可以去想的话，一般情况下，人们是感觉不到的。只有当你需要用到此类的知识经验时，长时记忆存储的信息就会再次被提取到短时记忆中，能被人们意识到，为人们所用。

4. 长时记忆的遗忘或因自然的衰退，或因干扰造成。干扰分为前摄抑制和倒摄抑制两种。

拓展思考

1. 你知道记忆的作用是什么吗？
2. 你知道记忆的定义是什么吗？
3. 长时记忆有什么特点？

大脑记忆的潜力与原理

Da Nao Ji Yi De Qian Li Yu Yuan Li

◎记忆的潜力

恩格斯曾说：“我们的意识和思维不论它看起来是多么超感觉的，总是物质的、肉体的器官即人脑的产物。”心理现象是神经系统的属性，大脑是拥有灵魂与意识的神奇所在，各国科学家研究记忆的生理和生化方面，认知心理学家对记忆进行了大量研究，以此想要探寻大脑的奥秘。在某些方面他们有共同的观点，例如，认为记忆存在于覆盖在人脑表面的大脑皮质之中，记忆的获得与整个大脑突触的抑制和促进是有直接联系的。他们的观点是一旦大脑受到外界的刺激，则在每一神经细胞（神经元）上生长出更多的突起，这些突起会把人脑内部的突触连接起来。神经联系的总量增加，最终形成记忆。不断的刺激，细胞间联络密切，枝杈型的突触不断增多，信息便可以更容易获取。重复多次以后，突触就会愈加发达。反之，如果形成的突触长期不用，会变弱、缩小，突触数也减少，使信息不能顺利通过。所以为了增强记忆，就要经常用脑，如锻炼身体一样，也要长期进行头脑锻炼。

人的大脑结构功能单元就是神经细胞，每个神经细胞相当于一个记

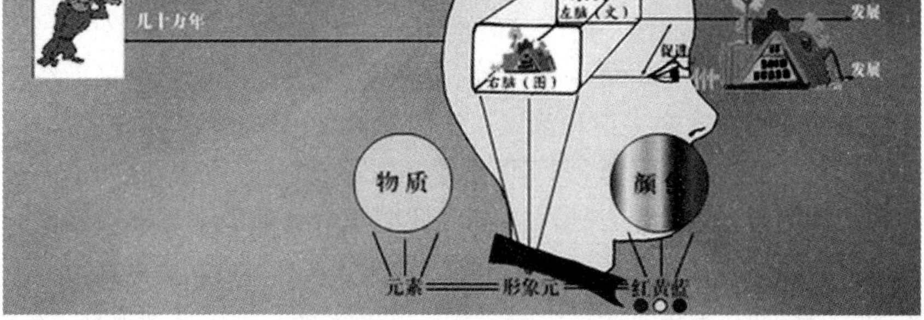

※ 记忆的潜力

忆元件，它有兴奋和抑制两种状态，就像一个双稳态继电器。神经细胞记忆的信息用二进制数的单位“比特”来计量，它的总数为 1×10^{10}—1.4×10^{10} 个，就是 100 亿到 140 亿个之间。如果人的一生用 60 年计算，神经细胞每秒钟接受的信息量是 14 比特（最高可达 25 比特），那么一个人毕生的总记忆储量大约是 2.8×10^{10} 比特。这是多么大的储量我们无法理解。做个比喻，美国国会图书馆是世界上最大的图书馆之一，藏书近 2000 万册，我们大脑的信息储量可以容下三四个美国国会图书馆所包含的信息。由此看来，一个人活到老、学到老，对于我们大脑巨大的储存量来说，简直就是九牛一毛。然而事实上，当今社会的每一个人的大脑都具有巨大的潜力还需要进一步开发，而少数已经完成开发的大脑超前者有着令世人惊叹称羡的记忆力。

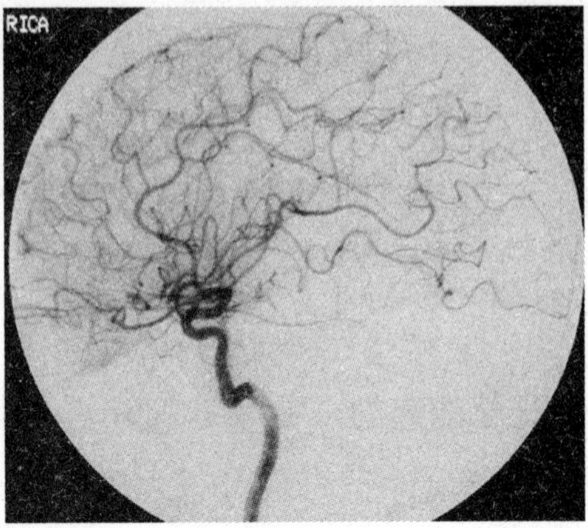

※ 神经细胞

知识窗

历史上不少经过认真地看、听、默诵、观察以及种种刻苦的磨炼，造就了非凡的记忆力。据传我国东汉时，有一位名叫贾逵的人，他 5 岁时还不会开口说话，他的姐姐听到隔壁私塾里传来朗朗读书声，常抱着他到篱笆旁倾听。到了贾逵 10 岁时，他姐姐发现他在暗诵五经的内容，感到十分吃惊，原来私塾里学生反反复复地念书，使贾逵耳熟能详。姐姐帮助他将庭院里桑树皮剥下来，裁成薄片，使他能边诵边写，经过几年的努力，贾适已能够通晓五经和其他史书了。

据报道，美国纽约一所中学的生物教师霍华德·贝格在 1990 年以一分钟阅读并理解 25000 字的速度，被载入《吉尼斯世界纪录大全》。他接受了一家杂志的采访和测试，采访者给了他一本刚刚印刷完毕的《戴安娜传》，这本书厚达 320 页，仅仅花了 5 分钟便读完了这本书。然后他接受提问，结果令人咂舌：10 个问题中有 9 道他都是准确无误回答出来，而唯一没有回答出的是一个次要的问题——戴安娜就读过的一所中学的校名，采访者又拿出另一本近 500 页的新小说《卧房》，他用 12 分钟读完并答对了 10 个问题。据《体育生活》报道，俄罗斯棋手卡斯帕格夫的记忆力也是令人惊叹不已，他记下了1800多人的通信地址和450多人的电话号码，熟记了12000个棋谱。《太原日报》载文报道，英国伦敦举行了第四届世界记忆力大赛，经过一番角逐，决出最好的选手汉克和奥彬，在最关键的一项比赛（一小时必须记住2000位的数字，再用45分钟写下来），奥彬战胜了汉克，他记住了1140位数字，然后用45分钟写了出来。陕西省岐山县有一个记忆非凡的人，名叫张宏斌，是名教师。他陆续看过11遍《红楼梦》，便可以把443个主要人物的来龙去脉、相互关系，讲得十分透彻。《红楼梦》中225首诗词皆烂熟于心。1995年5月，张宏斌给县中学高三学生讲授唐诗宋词，所有的诗词全是背出来的，讲稿上没有。全国各地名胜镌刻的楹联，他可背出4000多幅。金元时代的《药性歌赋》，记载着几百种药性，在短短一个星期内他就可以熟记于心。当人们询问他有什么记忆诀窍时，他说：一是头脑高度集中；二是博学，博学引起联想，找出内部规律；三是讲究科学性。

对于这些记忆大师，我们不能“妄自菲薄”，应该为自己树立起信心，把他们作为榜样，奋起直追，开发自己尚在沉睡的大脑。爱因斯坦把正确的方法纳入成功的要素之中。即：成功＝艰苦劳动＋正确方法＋少说空话。我们要加强锻炼我们的记忆力，找到它的规律，加上通过科学的记忆方法和长期坚持不懈的训练，真正把自己大脑的潜能发挥出来，“梅以寒而茂，荷以暑而清”，艰辛而科学的培植，持之以恒的训练，最终我们的记忆力是一定会有很大的提高。

◎记忆的原理

记忆是发生过的事情在人脑中的具体反映，是一种复杂的心理活动。形成记忆的过程包括识记、保持、再现和回忆四个基本过程。

识记是通过感知得到信息并在脑中留下印象的过程，同时更是整个记忆活动的开始，根据记忆有无目的性可以分为有意识记和无意识记。

保持是信息的编码与储存，从信息处理的角度来说，再现和回忆都可以归入信息检索里来，这样所有的记忆基本上要通过以下历程：

1. 编码

在学习文字时，我们通常会按事物的形状、声音、意义，分别编成各种代码（文字），依类是形码、声码、意码。同样在储存信息之前把信息译成记忆码的过程，我们称之为编码。

从当前的脑科学研究成果中，我们可以得知，大脑是由神经细胞（又叫神经元）构成的，神经细胞分为树突、细胞体和轴突三部分。轴突于树突之间的相接处称为突触。突触是神经细胞之间传递信息的结构。当神经细胞受到刺激时，突触就会生长、增加，使之与相邻的神经细胞联结、沟通。接受同样的刺激次数越多，其联结就越紧密而形成了定式，最终形成的记忆。据观察研究得知，人的记忆越是发达，突触就会越多，当把突触切断后能影响记忆。

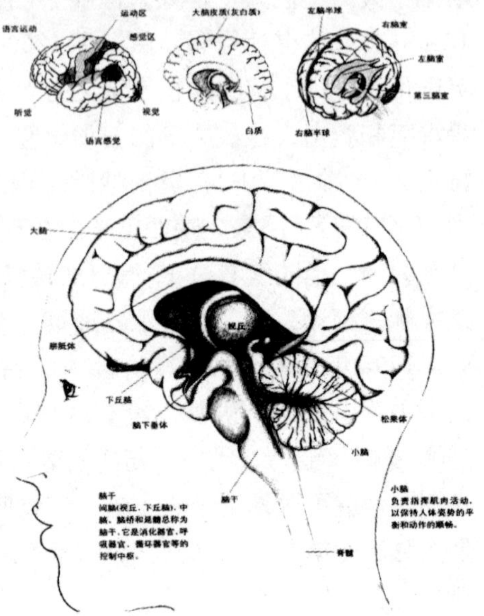

※ 记忆的原理

到底神经元如何获取来自外界的信息编码呢？这个问题只好留给聪明的科学家了，想要增强记忆力，就需要掌握编码规律，然而在这个谜未解之前，只好通过专家们总结的规律来改进我们的方法了。

我们知道感官系统对于刺激并不是全部接收的，所以记忆时所获得的编码也并非是所有事件精确的被记录，而是由于知觉经验和感知经验去判断要选择哪些作为记忆码内容。所以，记忆码是从被选出来的信息中建立起来的。

为了提高编码的效率，我们在记忆信息之前，对信息进行系统的程序化处理，再进行识记会提高编码效率，以此来提高记忆。

与编码相关的六个概念是：注意，复述，深加工，精细加工，建构意向，组织。

2. 存储

前面我们说过神经元的联结越是紧密越会形成定式，这个定式我们也称之为神经回路。神经回路的形成一般认为有四个连续阶段，也就是信息保存的四个阶段。

第一个阶段是通过感知外界系统获得信息，储存在大脑的感觉区内，但是储存的时间不长，如果在这时将信息进行加工处理、分类就会形成新的印象转入下个阶段。这一阶段是由脑内海马神经细胞回路网络受到连续的刺激而形成的，意思就是如果突触结合长时间持续增强，那么信息停留的时间也就会随之加长，这个阶段也叫第一级记忆，信息在第一级记忆停留长时间后就会进入第二级记忆，这个阶段信息的保留可能和蛋白质合成有关，我们脑中的信息如果常被使用，就会记得牢，不会被遗忘，而会再往下一级跳，在第三级记忆内就会形成神经回路网络，脑内新突触的联系越多，就被认为是记得越牢固，更准确地说就是已经被存储在大脑中了。

三级记忆存储模型即阿特金森—希夫林模型，在该模型中，感觉输入进入感觉记忆，通过观察，信息进入短时记忆，停留约 30 秒左右，除非对该信息加以复述时间会随之延长。然后，信息进入长时记忆存储器，存储在此的信息便可以供今后提取。

3. 检索

我们脑内的神经元反映的信息在需要用的时候可以被准确无误地再次呈现，也就是储存在 DNA 链上的信息基因，在适宜条件下，指导合成信息蛋白并呈现的过程。在信息处理的角度，我们都关心是如何找到信息，而找到信息的结果，也正是再认、再现的目的。

前面我们探讨了记忆的历程，下面按先后阶段顺序，将记忆分为以下三种类型。

(1) 感官记忆

感官记忆是指个体凭视、听、味、嗅等感觉器官感应到刺激时所引起的瞬间记忆（一般按几分之一秒计算）。感官记忆只留在感官层面，如果不加以复习的话，很快就会消失不见。

①感官记忆的编码

记忆编码时并非全部编录，而是有选择性的，指的就是感官记忆的编码。感官所选择的信息不是刺激本身引起的，影响感官记忆编码的因素主要是个体的主观影响。这正是当一个人在专心工作的时候，不会注意到周围发生了什么。有人会说专心工作是注意力集中的原因，这句话是很正确的，在个体的主观因素中，最重要的就是注意力，所以集中注意力是提高记忆力的关键所在。

②感官记忆的存储

感官记忆的时间是很短的，然而在试验中我们会发现，在视觉刺激后留有暂时的余像，比如卡通动画就是连续静止的画面在我们面前快速运动产生。除了余像，声音也会有短时间的余留，然而余音、余像现象只在一秒内，甚至半秒内完成，所以对于提高记忆力没有什么实际上的意义。

(2) 短时记忆

当我们把注意力集中于刺激感官记忆的信息的时候，这些信息便可以立刻被我们意识到了，在这时候就转入了短时记忆。短时记忆是指个体可以刺激发生同时能够意识到并保持在 20 秒左右的记忆。生活中我们从电话本里查找到一个电话，然后凭记忆按下电话号码，再打过电话后你就会完全记不起电话号码了。这就是你运用了短时记忆。

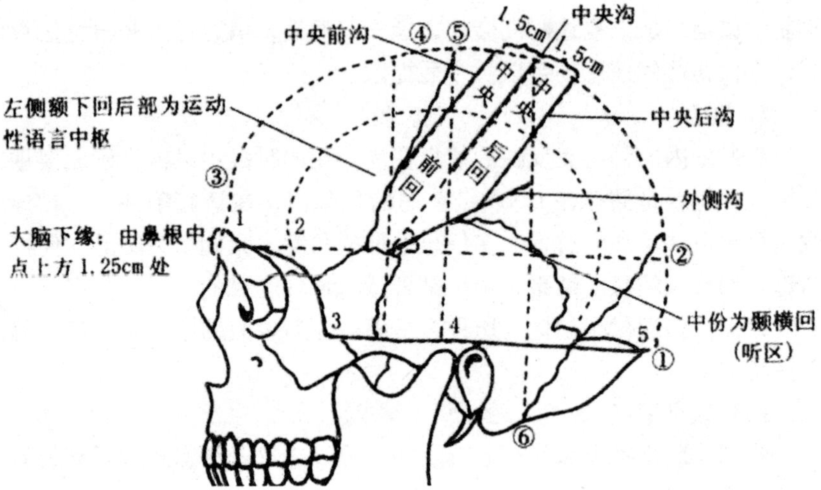

※ 头颅的分布区

①短时记忆的编码

20 世纪 60 年代以来，经大量的实验证明，短时记忆的编码是声码。语言刺激在这个阶段更容易获得。

②短时记忆的储存

一般的短时记忆时间只能保持 20 秒左右，最长一般也不会超过 1 分钟。在这么短的时间内我们能储存多少信息呢？答案是 7±2 即 5～9 个项目，平均为 7 个项目。这是美国心理学家约翰·米勒在其论文《魔力之七》中被证实的。这个 7 是指什么呢？7 个数字，还是 7 个人名，或是 7 件东西？其实都可以，最重要的与这个东西是有没有关系的，以免产生联想或推理而影响了短时记忆。

③短时记忆的检索

是不是存入了7±2个项目后，我们提取的时候也可以得到这个数目呢？在经过心理学家们大量的实验后得到的结论是：短时记忆储存的信息，在检索的时候需要时间，随着检索的信息亮的增多，检索就会需要更长的时间。

（3）长期记忆

短时记忆经过反复加强后就会进入长期记忆，反之，就会很快被遗忘。长期记忆的保持时间可以是1分钟以上，甚至终生不忘，因此也叫做永久记忆。我们生活中所用的知识大部分都来自长期记忆。

例如，你要记information这个单词，如果是整体记忆的话，就会需要很长的时间才能记住，但是运用短时记忆的7±2规律，拆成in、for、ma、tion就容易多了。这是短时记忆的功效。如果想要保持更长的时间，就要进行多次重复才可以记忆更长时间，即进入长期记忆阶段。

①长期记忆的编码

1975年，美国心理学家佩沃提出长期记忆中双重编码说。即主张语文信息的处理，以意码为主；非语文信息的处理，以形码为主。例如，一块手表，我们即可以在脑中形成一个图像，也可以表达为"一种计时工具"。前者是形象的形码，后者为语言的语义码。人们在记忆的时候，语义码和形码是双向并进的，它们各自平行担忧相互联系可以互换的。

信息由短时记忆转为长期记忆，采用什么方式编码，最主要的因素是材料本身的性质是怎么样的。例如，你看一篇文章，最终留下的应该是意义而不是图像，相反，看到一个帅气的人或漂亮的人，你绝不会记住大概的意思，而是会记住他（她）的外貌长相。

②长期记忆的储存

长期记忆有着非常大的容量，这与有效编码是紧密相关的。长期记忆储存着两种不同的记忆：

第一，程序性记忆

程序性记忆就是指对做事方法的记忆，学习者将做事的过程作为一个整体来记忆。简单说就是做事的先后顺序的记忆。

第二，陈述性记忆

陈述性记忆是指对事实和事件的回忆。陈述性记忆又分为经历性记忆和语意性记忆两种。经历性记忆就是指个人所经历的事情，是对个人生活事实的写照，故又称为自传式经验。语意性记忆则表达对周围世界的认识和抽象事物的理解。我们的知识基础大都是语言、文字等语意性记忆的表现。

虽然我们在研究长期记忆储存时将它分类为程序性和陈述性记忆，但在应用中它们是相互并存的。例如科学的理论和实践。

③长期记忆的检索

长期记忆在保存的过程中会随时间变化而产生量和质上的变化。例如原来知识的内容，被扭曲或简单化，变得更合理或是变得更具体、更详细。这些变化都对记忆检索带来很大的困难，因此长期记忆的提取需要一些线索，并且线索中所包含的信息与记忆的内容越匹配越易回忆。就像图书馆里找书需要索引一样。除此之外，适当的复习不仅可以有效地防止信息随时间变化而被扭曲，而且还可以加深印象。

影响检索效果的因素

1. 在记忆序列中，对开头和结尾的条目记忆效果是最佳的。(即首因效应和近因效应)

2. 促进记忆线索的性质。

3. 编码特异性原则：编码或学习过程中形成的联系通常为信息提取的有效线索。

4. 提取任务本身的性质（回忆或再认，即填空题与选择题的区别）也会对信息提取效果造成一定的影响。

拓展思考

1. 记忆的原理是什么？

2. 你知道感官记忆是怎么一回事吗？

大脑记忆研究的新成果和法则

Da Nao Ji Yi Yan Jiu De Xin Cheng Guo He Fa Ze

◎记忆研究的新成果

自传体记忆是指对个人复杂生活事件的混合记忆，与记忆的自我体验联系是十分密切的。

高尔顿开创了自传体记忆的系统研究，他发明了早餐问卷和字一线索方法。早餐问卷要求人们描述自己最近早餐的情况，描述得越具体越好；而在他的 word－cueing 方法中，先向被试提供一个字（线索），然后要求被试回答看到这个字时首先想到的是什么。高尔顿的线索技术被美国的两位记忆研究人员克雷沃第和斯海夫曼挖掘出来并加以发展。

它包括两个阶段：主试呈现一张词单，要求被试将自传体记忆与每一个词联系起来；在第二个阶段，这组已由被试建立起自传体记忆的词再次被呈现给被试者，要求他们回忆相应的事件是多久以前发生的，运用这一方法可得到跨被试不同生命阶段的自传体记忆的分布曲线。

◎判断人的记忆品质

如何评判一个人的记忆的优劣程度？综合一个人的记忆水平来看，可以从记忆品质的敏捷性、持久性、准确性和备用性等四个方面来衡量和评价。

敏捷性

记忆的敏捷性主要体现在记忆速度的快慢，是指个人在一定时间内能够记住的事物的数量。每个人的记忆速度存在很大差别，为证明这个理论，有人做过这方面的实验：让受试者背诵一首唐诗，有的人仅重复 5 次就记住了，而有的却需要重复 26 次才能记住。让受试者识记一系列图形，有的人只需看 33 次就能记住，有的人却看了 75 次才能记住。这些很明显地说明了人的记忆在速度方面即敏捷性方面是有非常大的差

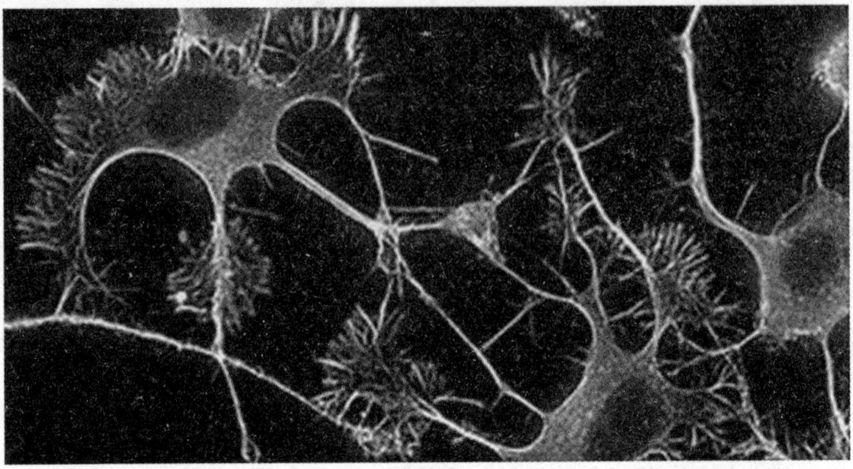

※ 记忆长毛

别的。记忆是否敏捷取决于大脑皮层中条件反射形成的速度。条件反射形成得快，记忆也就更为敏捷；如果条件反射形成得慢，记忆也会随之迟钝。每个人都会希望自己的记忆是敏捷的，因为这样就可以在更短的时间里获得更多的知识。要增强记忆力首先要做的就是记忆的敏捷性。要想达到这个目的，一是平时要加强锻炼，通过锻炼使自己的记忆敏捷起来；二是在记忆时一定要集中注意力；三是要充分利用原有的知识，以此来获得新的知识。在旧有的条件反射基础上去建立新的条件反射，经过长时间的联系记忆也会逐渐敏捷起来的。

持久性

记忆的持久性是指原来所存在在大脑里记住的事务所停留时间的长短。仅有敏捷性还不能称之为良好的记忆。像前面所讲，记得快也忘得快，便是没有什么作用的。所以，良好的记忆必须具备的第二个标准就是持久性。记忆的持久性，就是指记忆的事物能在头脑中可以

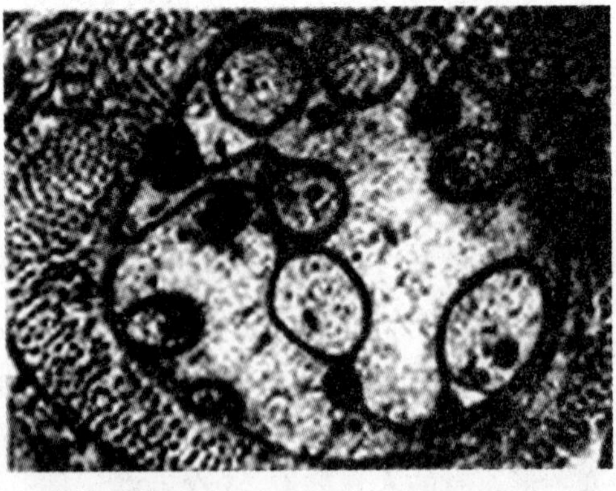

※ 大脑细胞

保持长久的时间。它可以直接体现记忆的巩固程度。从生理学角度来说，决定记忆持久性的关键因素在于条件反射的牢固性。条件反射建立得越牢固，记忆就会越持久；条件反射建立得越松散，记忆就越短暂。人们的记忆在持久性这一方面也是存在很大差别的。有的人记忆十分长久，甚至可以维持多年；而有的人很快就会忘记，在很短的时间就会忘记。人们都希望自己的记忆长久，仅有持久性还是远远不够的，如果不善于灵活运用也是枉然。既有持久性又有运用的灵活性，才能牢固地掌握所学到的知识。记忆不长久，一般是功夫不深，复习记忆密度不够有关。要经常地并在适当的时机进行复习，使条件反射不断强化而得到巩固，长期坚持，记忆的永久性就会得到很大的提升。

正确性

记忆的正确性是指对原来记忆内容的真实性质的保持。一个人的记忆，如果既有敏捷性，又具有持久性，但是不具备正确性，记得又快又牢固，但很可惜的是记错了。这样的记忆显然是无用的。“正确性”是良好记忆的最重要的特点。如果总是有不正确的记忆，那它只能对我们的学习知识和积累经验帮倒忙。正像开汽车时弄反了方向，开得越快，距离目的地就会越遥远。因此，记忆的正确性是保持人们获得正确知识的重要的心理品质。我们常常可以看到有的人记忆总是非常正确，回答问题，处理事情总是那么干脆利落，信心十足，准确而全面，从不丢三落四或添枝加叶。而有的人的记忆不是错误百出，就是犹豫不决，拿不定主意，总是“大概”“或许”“差不多”等。这些都反映出了人们在正确性上也是存在差异的。记忆的不正确，不准确与识记以及遗忘的选择性有很大关系。对同一件事情，人们识记的角度和识记后遗忘的角度都会完全不同。

备用性

记忆的备用性是指能够根据自己的需要，随时从记忆中迅速而准确地提取所自己需要的信息。记忆的备用性是看记忆优劣势最主要的因素，是判断记忆品质的最重要的标准。记忆的备用性同时也是记忆的敏捷性、持久性、正确性、系统性和广阔性综合的体现。人们进行活动的目的是为了储备知识，并使之备而有用，备而能用。记忆如果没有备用性，它的存在就没有任何意义。

记忆的四种品质是有机联系，密不可分的。为了进一步提高自己的记忆能力，就必须建立丰富、系统、精确而巩固的条件反射，具备所有优秀的记忆品质。一定要综合发展这四种品质才行，忽视记忆品质中的任何一个方面都是不行的。所以检验一个人记忆力的好坏，不能单看某一方面品质，而必须用四个方面的品质去进行综合全面的衡量。

提高记忆力的最有效方法是坚持长期进行记忆力训练，目前网络上比较流行的图像记忆方法，主要是通过奇特、夸张、有趣的生动画面，通过强烈地刺激大脑神经从而达到一次性深刻记忆的目的，与传统的死记硬背方法截然不同。传统的记忆法方法是通过不断地重复内容刺激脑神经达到记忆的目的，耗费的时间长，还容易遗忘。图像记忆虽说也需要复习，但是只需要少数几次的复习记忆便可以永远牢记，这也充分运用了人脑的记忆优势，因为人脑具有非常大的图像记忆空间，比传统的死记硬背的记忆空间要大上 100 万倍。这也用到了左右脑的分工理论。

只要坚持长期训练，养成图像记忆的习惯，记忆就会越来越好的。

◎记忆的法则

记忆与录音

录音的方法是，将有关题目录进磁带，然后空出一段足够回答问题的时间，最后再把题目的正确答案录进去。这样平时听音作答时，以便来检验自己说错的地方还可以在不会的时候当作参考。

使用这种方法，由于回答的时间有限制，会促使头脑迅速做出反应，此时的记忆最为敏锐。同时也可以训练人养成一种简洁回答问题的条件反射。

记忆与备忘录

当人们面对大量要记忆的事项时，首先辨别出哪些是必需记忆的，哪些是可记录备用的，这样做可以省时省力，同时还可以提高记忆效果。特别在当今信息爆炸的时代里，养成做备忘录的习惯是非常有好处的。

记忆与环境

对于一般的人来说，必须注意在学习的时候桌上不要放一些会吸引你实现的东西，以免分散注意力。尤其是在强计时，桌上除了有记忆的对象，不要放置任何东西。

还有，写字台和墙壁最好涂上一种会使人镇静的颜色。光线太强大弱都会使眼睛疲惫，影响记忆的进行。

记忆与字典

字典宛如一只宝盒，各种各样的知识在字典里都有包含，应该勤翻字典，字典有大量的知识。多查字典对于巩固记忆的效果是很好的。当我们遇到难题时，向别人请教也能解决，但这只是一种听来的知识，之后如果不加以强记的话，就会很快忘记。而查字典却不然，往往是带有一种迫切想知道词语及其用法的积极愿望和精神准备。多次翻查字典更会加深印象，从而达到巩固记忆的目的。

记忆与儿童读物

边理解边记忆是最好的，不仅记得快，还很牢固。现代社会上书籍种类繁多，但是它们对于初学者来说太过专业化。因此，我们可以设法利用一些儿童知识读物。因为这些读物就是针对孩子们缺乏一定科学知识而编写的，其内容浅显易懂，还配有大量插图和照片。等到我们掌握了这些基础知识之后，就可以转向阅读成人书籍，这时阅读起来就会觉得较为容易。

记忆与讨论

在学习上，大家往往会用互相讨论的方法来学习，每个人所掌握的知识不同，在讨论中自己的不足之处往往会被弥补，会使一个人本来难以解决的问题变得轻而易举。由于从提出问题到解决问题的过程，每个人都是十分了解的，因此很容易记住。除此之外，在讨论过程中，互相的启发往往会产生一种意想不到的灵感，这对于解决问题很有帮助。

记忆与添注

有些人看书泛泛而过，时间一长，便会印象全无。针对这种情况，可以设法在书中找出重要的部分，然后分别夹上小纸条，以便日后的查找使用。另外，发现书中有趣的、重要的或是有疑问的地方要做上记号；并在空白处写下自己的感想和见解，不仅可以加深自己的理解，同时记忆事项也会变得鲜明突出，用各色铅笔画线，效果就更好。

▶知识窗

2007 年，在中东巴林的世界记忆锦标赛上，中国队选手吴天胜，不仅作为一名在校大学生，拿到了"世界记忆大师"称号，成为全球唯一拿到"世界记忆大师"奖的在校学生，而且拿到了中国人在世界记忆锦标赛上的第一块金牌，成为中国第一位世界记忆冠军。打破了中国人在世界记忆大赛上零金牌的纪录。而此前吴天胜多次在国内外的比赛上拿到奖项目，包括：两项世界吉尼斯记忆纪录保持者，世界脑力比赛比赛金牌得主，中央电视台《状元 360》记忆王大赛冠军，中央电视台《想挑战吗》"挑战英雄"，中央电视台《走近科学》专访人物，中央电视台《开心辞典》专访专家，中央电视台《今天故事汇》专访专家，中央电视台《春节大联欢》专访人物，欧洲最成功的知识类杂志《FOCUS 新知客》专访人物。成为脑力思维以及创新思维培训的权威。

一般而言，人的大脑存在四个记忆高潮。

清晨起床后，在经过一夜睡眠后，大脑得到了恢复，记忆力是比较强的，此刻适合学习一些难记忆而又必须记忆的东西。这是第一个记忆高潮。上午 8 点至 11 点是第二个记忆高潮。此时机体受体内肾上腺素分泌旺盛的影响，精力充沛，大脑更是具有严谨而周密的思考能力。第三个记忆高潮是下午 6 点至 8 点，不少人利用这段时间来回顾、复习全天学习过的东西，加深记忆，同时加以分类整理。睡前一小时，便是记忆的第四个高潮期。利用这段时间对难以记忆的东西加以复习，记忆比较牢固，不容易遗忘。

提高记忆力的六种方法

记忆力是指人脑的记忆能力，是人脑对于已知的经验、知识、心理体验和各种社会活动的识记。

不论学习任何科学知识，记忆都是至关重要的，而学习的最大障碍就是因为记忆力差而导致的成绩不好。强记忆力能够迅速地、准确地、持久地掌握学习过的知识和技能，也能比较好理解、运用这些知识和技能。如何使自己的记忆力变强呢？通过多年的教学实践得出，要提高和发展记忆力，应注意做到以下六点：

1. 记忆要有明确的目的

实践证明，在其他条件相同的情况下，有明确的记忆目的，记忆力就会变得不仅强劲而且比以往更加得长久，反之则短暂而微弱。在一个检查记忆力的实验中，把记忆力大致相同的同学分成两组，然后观看一段录像。其中A组同学事先得到明确的提示，大都能寻找出录像中有几处错误，而B组同学并没有什么明确的目的，其记忆力明显低于A组。

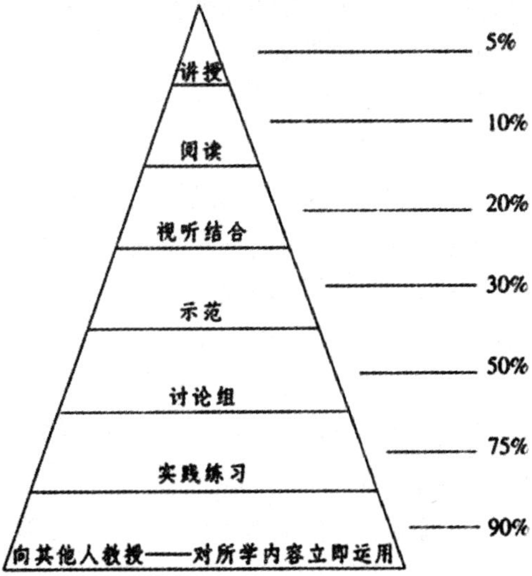

※ 记忆三角塔

2. 记忆要有浓厚的兴趣

想要增强记忆力，最重要的是要有兴趣。一个人对他所感兴趣的信息和对象，他的注意力会是十分集中的，观察力也比其他更为敏锐，精神上同样也会更加亢奋。对地理感兴趣的同学，由于伊拉克战争的吸引和关注，会非常熟悉伊拉克的地图，以及它的地形地貌及周边环境。

3. 记忆要有高度的注意力

只要把注意力集中放在一件事物上，信息和对象才会在大脑皮层中烙上深深的印迹；反之，注意力不集中，无意注意过多，人的记忆力是明显下降的。

4. 记忆要遵循规律，及时复习

记忆与遗忘是对立统一的，是不共存的，但是人的遗忘是有规律的，表现为最初遗忘的较快，会在几天后重新想起来，以后逐渐慢慢地遗忘。因此，在遗忘到来之前，必须及时地复习，以此来增强记忆的持久性。

5. 记忆要有良好的心理状态

心理学实验证明，心情舒畅、自信满满的人，记忆效果就好，反之则差。如何保持良好的心理状态呢？一要树立正确的人生观、价值观。

二要客观地评估自己和他人。三要有遭受挫折的心理准备。四要善于调控和转移注意力。五要积极参加公益的集体活动。

6. 记忆要有科学的方法

“劈柴不照纹，累死劈柴人”。同样，记忆力的提高，单纯地靠死记硬背是很难实现的。

一是理解基础上的记忆和记忆前提下的理解相统一。

感性认识是理性认识的基础，假如连记忆都没有的话，那么就更谈不上理解；而理性认识比感性认识更可靠、更正确、更深刻，没有理解，记忆就像散沙一样，没有任何价值。

二是尝试背诵法。

在背诵前我们应该确立一个很好的、很清晰的记忆提纲，就像电脑里的目录、路径一样，将知识放在“目录”中，将“目录”融会在知识里，相互辅助，才可以更好地记住这些知识，并且加以应用。

三是联想记忆。

①接近联想，用较为接近的事物进行联想。例如：历史上彼得一世的改革和明治维新。②相似联想，用相似的事物联想。例如：意大利的地图像靴子。③对比联想，由相反事物的一方想到另一方。例如：民主和专政是辨证的统一。④归类联想，从同类事物中来联想。⑤因果联想，从原因想结果或从结果想原因。例如：遗传与变异。⑥创新联想，人为创造一种联系进行的联想。例如：万有引力与库仑定律。

掌握以上六点并在实践中灵活运用，相信你定能培养成较强的记忆力，更多地汲取科学文化知识，自由自在在知识的海洋里遨游。

拓展思考

1. 你知道怎样去判断一个人的记忆品质吗？
2. 你现在知道多少种记忆的方法？
3. 你知道四个记忆高潮是什么时候吗？

增强大脑记忆的方法

Zeng Qiang Da Nao Ji Yi De Fang Fa

◎增强记忆食疗方：

增强记忆的七种食物

1. 卷心菜：卷心菜中富含维生素 B，对预防大脑疲劳功效显著，对记忆力的增强很有帮助。

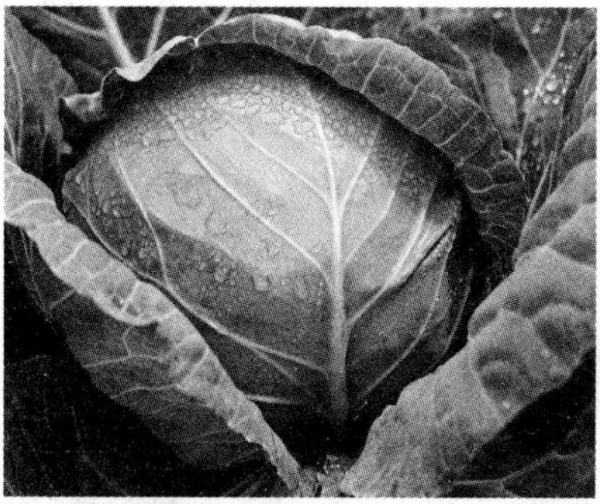

※ 卷心菜

2. 大豆：含有蛋黄素和丰富的蛋白质，坚持每天食用适量的大豆或豆制品，可增强记忆力。

3. 牛奶：富含蛋白质和钙质，可提供大脑所需的各种氨基酸，每天饮用不仅增强大脑活力，更可以帮助睡眠。

4. 鲜鱼：富含蛋白质和钙质，特别是含有不饱和脂肪酸，可分解胆固醇。

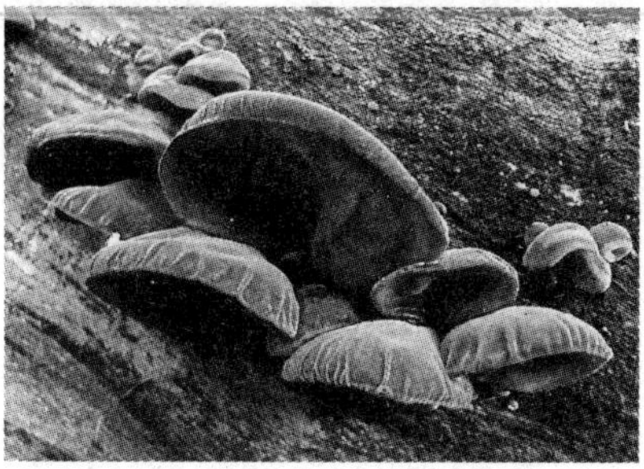

※ 木耳

5. 蛋黄：蛋黄中含有蛋黄素、蛋钙等脑细胞所必需的营养物质，可增强大脑活力。

6. 木耳：含有蛋白质、脂肪、多糖类、矿物质、维生素等多种营养成分，特别补脑。

7. 杏子：含有丰富的维生素 A、C，可有效地改善血液循环，保证脑供血充足，有利于大脑增强记忆。

常饮葡萄汁对身体是十分有益的。适当饮用葡萄酒也可以起到同样的效果，但由于酒精会对神经产生麻痹作用，因而葡萄汁是最好的选择。葡萄汁中的抗氧化物质含量高过其他任何水果和蔬菜，且可以提高神经系统的传输能力。除了有益寿延年的功用之外，葡萄汁还可以在短期内提高记忆力。

野生蓝莓果富含抗氧化物质，可以清除体内杂质。在小白鼠身上进行的试验结果表明，长期摄取蓝莓果能加快大脑海马部神经元细胞的生长分化，提高记忆力，有效地缓解随着年龄增长，平衡和协调能力的减弱的现象，同时还能减少高血压和中风的发生几率。

◎记忆与生物钟

生物钟又称生理钟。它是人身体内蕴藏着一个类似于时钟功能的一种无形的“钟”，实际上是生物体生命活动的内在节律性，它是由生物体内的时间结构序所决定的。经研究表明，生物钟与记忆存在着密不可分的联系。

据生理学家研究，人的大脑在一天中有一定的活动规律、记忆规律和最佳记忆时段。据美国每日科学网站日前报道，生物学家诺曼·鲁比通过对西伯利亚仓鼠的研究发现，正常运转的生物钟对于仓鼠的记忆力是至关重要的。他说，如果没了生物钟，“它们就什么都记不住”。

知识窗

·记忆与行为·

记忆与行为与左右手脚和左右侧身体动作有关，左右平衡，综合使用左右大脑，但没有科学依据。教育心理学中的“记忆”

记忆是经历过的事物在人脑中的反映，它包括识记、保持、再认或重现三个基本环节。

◎适合中小学生的记忆力训练方法

重复记忆、早晚记忆、读写记忆、间隔记忆、概要记忆、趣味记忆、运用记忆。

拓展思考

1. 增强记忆的疗食方法有哪些？
2. 记忆与生物钟有什么关系？

第四章 大脑的智力

DANAODEZHILI

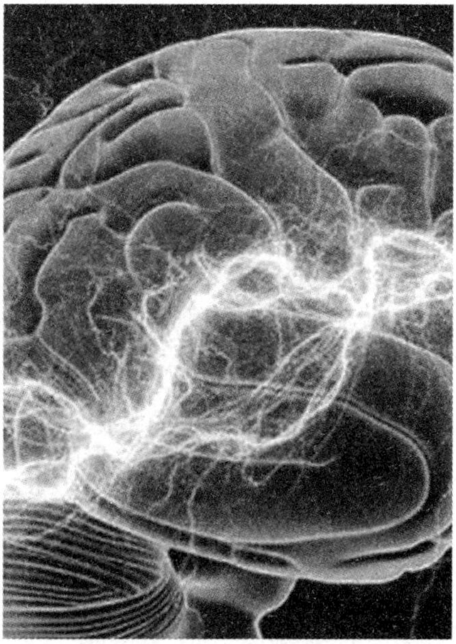

智力是指生物一般性的精神能力。指人认识、理解客观事物并运用知识、经验等解决问题的能力，包括记忆、观察、想象、思考、判断等。这个能力包括以下几点：理解、计划、解决问题，抽象思维，表达意念以及语言和学习的能力。当考虑到动物智力时，“智力”的定义也可以概括为：通过改变自身、改变环境或找到一个新的环境去有效地适应环境的能力。下面介绍大脑智力的构成和影响，理论和怎样开发大脑智力。

大脑智力构成和影响

Da Nao Zhi Li Gou Cheng He Ying Xiang

人们接受和建立知识的能力往往看做是智力。关于智力，科学家们有不同的理解，所以他们对智力的定义也是不同的。以下是几位科学家对智力的定义。

wister：智力是指个体有意识地以思维活动来适应新情况的一种潜力，是个体对生活中新问题和新条件心理上的一般适应能力。

Terman：智力是抽象思维的能力。

buckingham：智力是学习的能力。

stoddard：智力是从事艰难、复杂、抽象、敏捷和创造性的活动以及集中能力和保持情绪稳定的能力。

Piaget：智力的本质就是适应，使个体与环境取得平衡。

Guilford：智力是对信息进行处理的能力。

总之，智力可被看做是个体的各种认知能力的综合，特别强调解决新问题的能力，抽象思维、学习能力和对环境的适应能力。

◎构成智力的五种因素

1. 观察力

是指大脑对事物的观察能力，如通过观察发现新奇的事物等，在观察过程中对声音、气味、温度等会有一个新的认识，并通过对现象的观察，加深自己对事物的认知能力。我们可以在学习训练中增加一些训练内容如观察和想象项目，通过一些专业的训练来提高观察力和想象力。

2. 注意力

是指人的心理活动指向和集中于某种事物的能力。如我们能全神贯注地长时间地看书和研究课题而不会受到其他事情的打扰，同时会对其他无关游戏、活动等的兴趣大大降低，这就是注意力强的体现。

3. 记忆力

是识记、保持、再认识和重现客观事物所反映的内容和经验的能

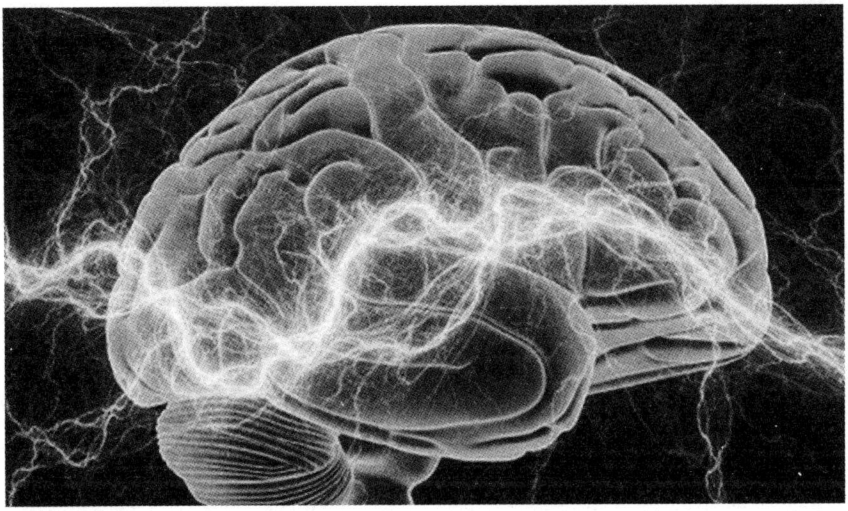

※ 观察大脑

力。如我们到老时也还记得父亲母亲年轻时的形象，少年时家庭的环境等一些场景，这就是人的记忆的作用。

4. 思维能力

是人脑对客观事物间接的、概括的反映能力。人们在观察事物之后，他逐渐会把各种不同的物品、事件、经验分类归纳，进行不同类型的思维概括。

5. 想象力

是人在已有形象的基础上，在头脑中创造出新形象的能力。例如当你说起汽车，就想象出各种各样的汽车形象来就是这个道理。因此，想象的进行是要在有一定的知识面的基础上才可以完成的。

◎智力的影响因素

1. 遗传与环境

遗传素质是智力发展的生物前提。生物体具有优良的遗传素质，是智力发展的基础和自然条件。经研究表明：遗传关系越密切，个体之间的智力就会越是相似。但是遗传只为智力发展提供可能性，要想真正实现智力发展，是需要社会、家庭与学校教育许多方面的共同作用。在遗传和环境对智力的作用上，遗传在很大程度上决定了智力发展的上限，这个上限只有在一种理想的适时环境下才能达到；而遗传所决定的上限越高，受环境的作用也就会越大。

2. 早期经验

每个人智力发展的状况及速度都是不一样的。经研究表明，早期阶段获得的经验越多，智力就会发展得越迅速，不少人把学龄前称为智力发展的一个关键期。美国布鲁姆提出了一个重要假设，把 5 岁前视为智力发展最迅速的时期，如果 17 岁的智力水平为 100%，那么从出生到 4 岁就获得 50%的智力，其余 30%是 4～7 岁获得的，另外 20%是 8～17 岁获得的。

3. 教育与教学

智力不是天生的，对智力的发展起着主导作用的是教育和教学。教育和教学不仅可以使儿童获得前人的知识经验，另一方面对儿童心理能力的发展也有很大的帮助。

4. 社会实践

人的智力是人在认识和改造客观世界的实践中经过长时间逐渐形成的。社会实践不仅是学习知识的重要途径，同时也是智力发展的重要基础。爱迪生的启蒙教师是自己的母亲，但实验是他创造发明的基础，是他才智形成的非常重要的条件。

5. 主观努力

环境和教育的决定作用，只能机械、被动地影响能力的发展。如果主观本身上没有兴趣和动力去学习的话，想要获得成功是根本不可能的。世界上许多杰出的思想家、科学家、艺术家，无论他们行业的差异有多大，他们都一个相似点，就是他们每个人都热爱自己的工作，长期坚持不懈，奋斗努力，顽强与困难作斗争。假如没有这些主观上的努力，他们也只能是平庸的人，是不可能获得成就的，更别谈能力的提高了。

▶知识窗

智力是指人认识、理解客观事物并运用知识、经验等解决问题的能力，其中包括记忆、观察、想象、思考、判断等。认识、理解客观事物并运用知识经验等解决问题的能力智力测验智力为也。——清·龚自珍《病梅馆记》

拓展思考

1. 你知道构成智力的因素是什么吗？

2. 你知道影响智力的是什么吗？

大脑智力的理论

Da Nao Zhi Li De Li Lun

◎心智量度理论

心智量度建立在智力上有着先天的差异，也就是存在高低之分。为了量化这一高低之别，人们提出用测试的方法去实现，这就是我们说的智力商数测试（智商测试）。

智商：intelligencequotient，简称 IQ。

智力在狭窄的定义中是以智力测验来衡量（见智商）。这些测验是最准确的（可靠及有效的）心智量度测验，但是它们不是用来量度创造力、个性、性格或智慧。智力测验的方式众多，但相同点是，全都是量度相同的智力。g 因素一直被认为是智力测验中一个非常主要的测量因素（见 g 因素理论）。

一些研究员曾经建议，智力不是一个单一的数量或概念，而是包含着一组相对独立的能力。

多元智能理论

哈佛大学心理学家加德纳在 1983 年提出了多元智能理论。他认为过去对智力的定义过于狭窄，未能正确反映一个人的真实能力。他在《心智的架构》这本书里提出，人类的智能至少可以分成七个范畴（后来增加至九个）：

1. 逻辑
2. 语言
3. 空间
4. 音乐
5. 肢体运作
6. 内省
7. 人际
8. 自然探索
9. 生存智慧

◎成功智力理论

美国耶鲁大学的斯腾伯格长期从事智力的研究，并且提出了成功智力的理论，这让人意识到，人生的成功，主要不是靠智商（IQ），而是取决于成功智力。斯腾伯格不仅从事成功智力的理论研究，而且也进行应用实践的实验。他出版的《成功智力》（1996）颇有影响，这本书已有中文译本。

关于成功智力的概念，斯腾伯格（1998）认为，我们应当少关注一些传统的智力观念，尤其是智商的概念，而多关注一些他所说的成功智力。他在《成功智力》一书的序里有趣地谈到，他曾在小学时考砸了智商测验，自那之后，他决心向大家证明，如果将来他成功了，也不是智商的功劳。为此，他最终走上探索智力的道路，并努力寻找能够真正预测今后成功的智力。所谓成功智力，就是为了完成个人的以及自己群体或者文化的目标，从而去适应环境、改变环境和选择环境的能力。如果一个人拥有了成功智力，那么，他就会知道在通往成功的道路上，遇到困难的环境要怎么办，他就会懂得什么时候该适应环境，什么时候可以改变环境，什么时候应当选择环境，能够在三者之间进行平衡。具有成

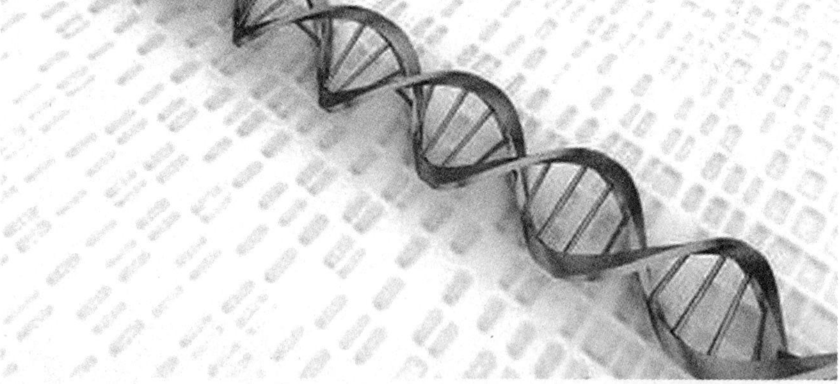

※ 成功智力

功智力的人能够很公平地认识到自己的优势和劣势，然后能够想方设法地利用自己的优势，同时又能够补偿自己的不足之处。这正是成功智力最大的特点。

知识窗

·珀金斯的“真”智力·

美国哈佛大学另一位心理学家珀金斯（D. Perkins）于1996年提出“真智力”。他核查了大量关于智商测验和促进智商的研究，进而提出：智商包括三种主要的成分：

一是神经智力：这是指神经系统的有效性和准确度。神经智力具有“非用即失（useitorloseit）”的特点。这说明，神经智力是可以通过运用先天因素而得到保持和加强的。神经智力同卡特尔（R. B. Cattell）所说的流体智力有些相似。

二是经验智力：这是指个人积累的不同领域的知识和经验。更可以当成是一种特别的积累。经验智力的基础是积累知识和经验，这些知识和经验可以使人们在一个或者多个领域中具有高水平的技能。生长于刺激环境较为贫乏的人，较之一个生长在学习环境丰富的人，其智力就会有很明显的差异。丰富的学习环境能够促进经验智力。经验智力和卡特尔所说的晶体智力有些相似。

三是反省智力：这是指解决问题、学习和完成挑战智力任务的广泛策略。它包括支持坚持性、系统性和想象力的各种态度。它包括自我监视和自我管理。反省智力可以看成是有助于有效地运用神经智力和经验智力的控制系统。人们是可以学会更有效地利用神经智力和经验智力的种种策略的。反省智力类似于元认知和认知监视等概念。

◎智力三因素理论

罗伯特·斯腾伯格（RobertSternberg）提出了智力的三因素理论，认为智力包括三个部分——成分、经验和情境。

成分性智力是指思维和问题解决等所依赖的心理过程。

经验智力是指人们在两种极端情况下处理问题的能力：新异的或常规的问题。

情境智力反映是在对日常事物的处理上。它包括对新的和不同环境的适应，可以选择合适的环境以及有效地改变环境以适应需要。

拓展思考

1. 心智量度是建立在什么情况下的？
2. 你知道智力的三因素理论是什么吗？

开发大脑智力

Kai Fa Da Nao Zhi Li

研究人类智力的学者遭受了很多舆论的批判，甚至多到一般科学家所无法忍受的地步。一些备受争议的课题包括：

* 从心智量度理论以及以常理方式看待这个主题的差异；
* 智力在每日生活中的重要性；
* 遗传因素和环境因素对人类智力的影响；
* 不同种族及性别的智力差异，以及这些差异的来源和意义。

智商测定

1905 年，法国心理学家制定出第一个测量智力的量表——比奈一西蒙智力量表，1922 年传入我国，1982 年由北京吴天敏先生修订，共 51 题，主要适合测量小学生和初中生的智力。1936 年，美国韦克斯勒编制了韦克斯勒成人智力量表（WAIS），儿童智力量表（WISC）、适用 4～6.5 儿童的韦氏幼儿智力量表（WPPSZ），韦氏量表于 80 年代中后期引进我国，经过修订出版了中文版，因而应用较广。

智商测验项目

智商测验包括 11 个项目，有常识、理解、算术、类同、记忆、字词、图像、积木、排列、拼图、符号分别测验，完成整个测验大约需要 1 小时，汇总分析，写出测验报告约需要 1 个小时。

8 条线索显示宝宝智力

由于婴儿的语言并不成熟，所以不能用笔纸测验来测试婴儿的智力，也无法得到书面答案，父母只能通过观察婴儿的动作，来估计婴儿智力的开发情况。

大脑中最先发展的是控制脊椎、四肢的神经系统，因此，了解婴儿大脑发育、智力开发的最佳途径，就是观察孩子的运动能力的发展状况。运动能力发展的内容主要涉及的是移动和运用身体、四肢的能力。

◎诊断智力开发的早期线索：

南希一贝莱博士是著名的心理学家，几年来潜心研究、观察了婴儿的发育、发展，她在《幼儿发展研究》一书中列出了以下 8 条线索，以提醒父母注意婴儿智力的正常发展。

当小勺掉落到地板上时，6 个月的婴儿会顺着下落的方向看去；

6 个半月的婴儿当他的需要得到满足时，会发出声音来表示满意；

7 个多月时，会冲着镜子中的影像微笑，以及能去寻找落地的小勺；

8 个半月时，会和人一起玩藏猫猫、拍拍手等游戏；也会倾听熟悉的词；

9 个多月时，会去拉系在环上的线，以便把环拉近；渐渐听懂一些词的含义；

10 个多月时，会模仿成人把积木放入盒中，若看到别人把玩具包起来，就不会去拆开；

11 个多月时，会模仿词的发音；

12 个多月时，会讲几个单词。

父母可以试着与婴儿玩一些与上述相似的活动，自己估计一下他们的智力发展。贝莱博士发现，婴儿期的智力测验成绩不一定与日后的智力测验成绩有关。最机灵的婴儿不一定永远是最聪明的幼儿、小学生，发展迟缓的婴儿常会赶上或超过发展迅速的伙伴。因此，在观察中不要对孩子做长期的预言。

每个孩子经过努力都会是天才！每个孩子都不同程度地拥有 8 种智力或 9 种智力！每个孩子都有可能将其中的一种或几种智力发挥到淋漓尽致、出类拔萃！

家长应该对智力开发有一个理性的认识，及时转移开发孩子“智力”的重心。

传统的智力以言语——语言智力和逻辑——数理智力为核心，家长主要关注孩子言语——语言智力和逻辑——数理智力的培养和发展。加德纳的研究结果表明：智力是“在一定的社会文化背景下，个体用以解决自己面临的真正难题和生产及创造出社会所需的有效产品的能力”。家长应该把将开发孩子“智力”的重心转移到培养和发展孩子“解决实际问题的能力”和“生产及创造出社会需要的有效产品的能力”，注重孩子适应社会发展需要的素质的全面提升。在某种意义上，素质教育所强调的培养孩子的实践能力和创造能力与加德纳的多元智力理论所追求的方向是一致的。

家长应该与时俱进，终身学习，不断掌握“激活”孩子各种智力的有效方法。智力是一种潜能，是人的中枢神经系统的具有无限的潜在发展能力。家长可以成为这种潜能的激活者，也有可能在无知中或无意间成为这种潜能的“终结者”。因此，激活孩子的“潜能”，不仅需要家长的爱心，更需要家长的智慧和技巧。家长应该积极主动地学习，终身学习，不断汲取最新的科学的教育理念和教育方法，客观地观察孩子、公正地评估孩子、合理地引导孩子、科学地“开发”孩子……高效地激活孩子的“潜能”，使孩子的生命更加精彩！

家长切忌不要盲目“跟风”，生搬硬套更是不可取的。要找到适合自己孩子的家教模式就是最好的。

◎智力开发的误区

学习就是一种特别的游戏。所有的孩子生来都这样认为，并且将继续这样认为，直到我们让他们感觉学习是非常艰难和讨厌的事情。有一些孩子则从来没有真正地遇到这个麻烦，终生都乐在其中，他都相信学习是唯一值得玩的有趣的游戏。我们给这样的人起一个名字——天才。

◎忽视儿童生理成熟度

儿童的身心发展是有一定顺序的，早期教育必须在适宜的生理成熟度的基础上进行适时的训练，才会有好的效果。过早和过晚都会对孩子造成一定程度上的伤害，我们都知道狼孩儿、猪孩儿的故事，他们就是因为错过了语言和社会规范等各种智能开发的时机，所以，即便科学家提供良好的条件，他们的智力水平依然是很低的。但是过早开发孩子的某种智能，不仅达不到预期的效果，对孩子也会造成伤害。对此，家长朋友应该了解一下孩子敏感期的知识。

◎"学习"狭隘化

谈到学习，许多人就想到学校里坐在课堂上听课，以及那些繁多的定理和常识，其实学习不仅仅是这样的。当一个婴儿能够辨认出妈妈和其他人的区别时、当一个男孩子出于对异性的好奇而在书店里翻《女性心理学》时、当人第一次吃西餐小心翼翼地模仿别人的时候、当一个女生注意明星们的着装搭配的时候、当某人新买了电器，看说明书的时候、当司机在陌生的地方打开地图寻找他应该走的路线的时候……这些都是在学习，而且是更重要的学习。因需而求谓之学，我们所需要的机能并没有掌握的时候，我们就应该去学习。人们在生活中用到的80%的知识是课堂之外学到的，例如交往的常识，心理调节能力，如何应变以及各种各样的社会经验和潜规则等。课堂上的学习仅仅是学习的一种，但不是最重要的一种，课堂上的学习可以让我们得到高分，可以让我们进入名牌大学，可以让我们在进入人才市场的时候有一张镀金的入场券，然而，它仅仅是入场券，究竟如何打开局面靠的是我们在课堂之外练就的本领和走出学校之后学到的知识。

这些都告诉我们，不要把学习刻板化了。对于幼儿来讲，他们是通过游戏和生活学习的，他们提出的每一个问题都是在学习，他们参与的每一个游戏或者活动都是学习；对于幼儿来讲，他们广泛的好奇心和兴趣是大自然所带来的最好馈赠，幼儿借此增长他们的知识和能力，广泛地探索和兴致勃勃的状态对于幼儿来讲是重要的，前者让孩子不断发现自己的天赋，后者让孩子达到内心的和谐和心理的自我建构。

◎重结果轻过程

快乐的过程往往是最重要的，它要比结果重要很多。孩子从过程中获得的感受以及建立的相应态度，比孩子所学的具体的结果更重要。虽然孩子可能并没有学到很多东西，但是在学习的过程中得到了快乐，喜欢学习、喜欢知识，这种态度比什么都重要。

一些急切盼望孩子有所作为的父母，总是期望孩子在很小的时候就学有所成，例如背唐诗、记单词、学数学等，可谓去本求末。其实孩子多背几首唐诗，多识几个汉字，这一丁点优势很快就会消失。假如孩子因为父母刻意的、功利的要求而对学习产生抵触感，就更因小失大了。

拓展思考

1. 通过什么可以开发孩子的智力?
2. 你知道开发智力的误区吗?

第五章 大脑的睡眠

DANAODESHUIMIAN

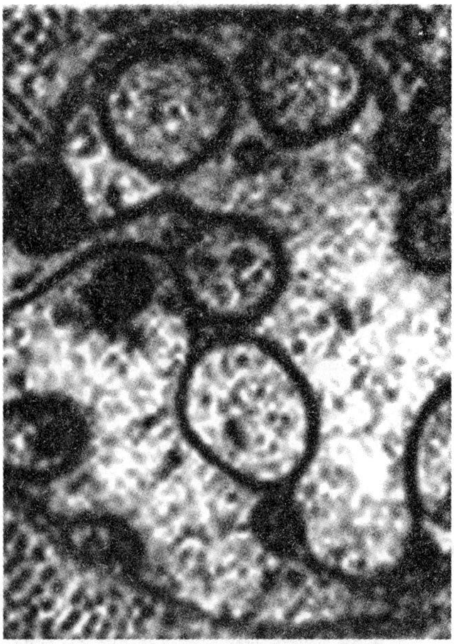

睡眠是高等脊椎动物周期性出现的一种自发的和可逆的静息状态，表现为机体对外界刺激的反应性降低和意识的暂时中断。人的一生大约有 1/3 的时间是在睡眠中度过的。当人们处于睡眠状态中时，可以使人们的大脑和身体得到休息、休整和恢复。有助于人们日常的工作和学习。科学提高睡眠质量，是人们正常工作学习生活的保障。接下来要讲的是睡眠的定义和空气负离子可有效改善睡眠，有助于睡眠的食物，睡眠不足的危害和改善方法。

睡眠的定义

Shui Mian De Ding Yi

睡眠的确切定义到底是什么，不同的时代，睡眠就会有不同的内涵。睡眠好比健康银行，可以常存取，透支却是不行的。现在人们的平均入睡时间相比 30 年前，已经延后了 1 小时左右。世界卫生组织调查显示，全球约有 29％的人都有或大或小的睡眠上的问题，我国居民睡眠障碍的患病率高达 42.7％。好睡眠俨然成为现代都市生活的“奢侈品”。该如何提高我们的睡眠质量？中国空气负离子暨臭氧研究学会专家陈少周介绍，存在于大自然空气中的负离子，对自主神经高级中枢及植物神经系统具有良好的调节作用。它能改善大脑皮层功能，促进睡眠。

最初法国学者认为：睡眠是由于身体内部的需要，使感觉活动和运动性活动暂时停止，当给予适当刺激就能使其立即觉醒的状态。后来人们认识了脑电活动，认为：睡眠是由于脑的功能活动而引起的动物生理

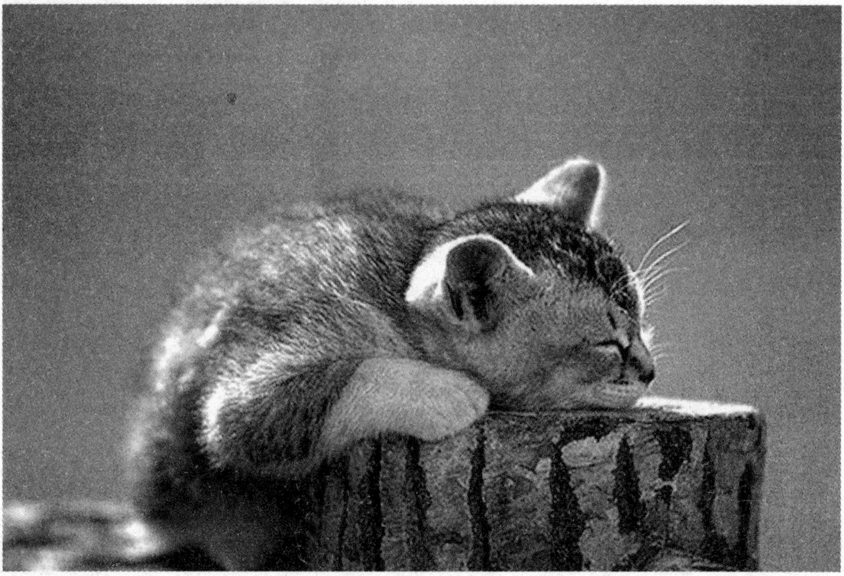

※ 猫在睡觉

性活动低下，给予适当刺激可使之达到完全清醒的状态。

而经过近些年的研究现代医学大致认为：睡眠是一种主动过程，睡眠是恢复精力所必需的休息，有专门的中枢管理睡眠与觉醒，在睡觉时，人脑只是换了一个工作方式，使能量得到储存，在这期间，人的精神体力和身体机能得到恢复；充足的睡眠就是休息的最好的方式，既可以维护健康和体力的基础，也是取得高度生产能力的保证。原先接受处理内外刺激并做出反应的兴奋度较高的神经细胞，因防止没有经过深加工的刺激联结相互干扰，这就表现为缓解疲劳。而睡眠质量不高是指屏蔽度不够或睡眠时间不足以充分消化刺激联结的现象。嗜睡则是病态的、过多过久屏蔽，这些都是神经控制不足的表现。在睡眠中由于主动性活动减弱，人的体力也得到相应恢复。

睡眠通常是无意识的愉悦状态，一般发生在躺在床上和夜里我们允许自己休息的时候。与觉醒状态相比较，睡眠的时候，人与周围的接触停止，自觉意识消失，不再能控制自己说什么或做什么。处在睡眠状态的人肌肉放松，神经反射减弱，体温下降，心跳减慢，血压轻度下降，新陈代谢的速度减慢，胃肠道的蠕动也明显减弱。看起来这时候的人是被动的，其实不然，如果在一个人睡眠时给他作脑电图，我们会发现，人在睡眠时脑细胞发放的电脉冲并不比觉醒时减弱。这证明大脑并未休息。正如一座夜间的蜂房，外表看上去蜜蜂都已归巢休息，但实际上，所有的蜜蜂都在为酿造蜂蜜而通宵达旦地忙碌。

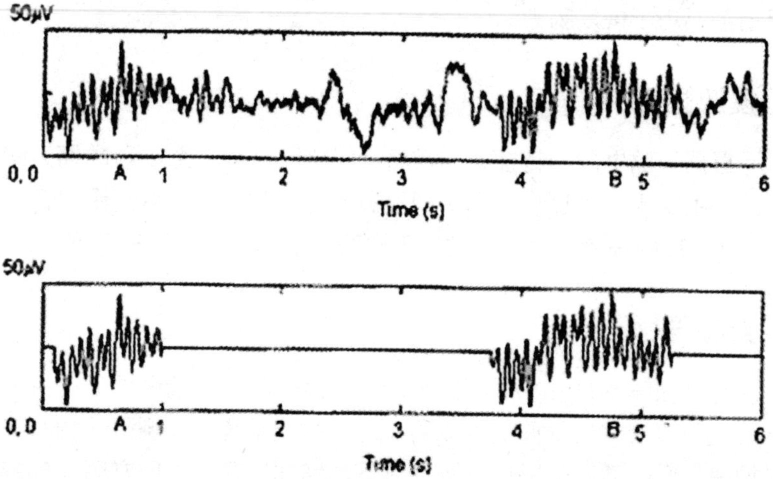

※ 睡眠时的脑电波

睡眠是高等脊椎动物周期性出现的一种自发的和可逆的静息状态，表现为机体对外界刺激的反应性降低和意识的暂时中断，是属于正常人脑的活动。所有高等脊椎动物的脑一样，始终处在觉醒和睡眠两者交替出现的状态。这种交替是生物节律现象之一。觉醒时，机体对内、外环境刺激有很高的敏感性，并能做出有目的和有效的反应。睡眠时则相反，机体对刺激的敏感性降低，肌张力下降，反射阈增高，虽然还保持着自主神经系统的功能调节，可是一切复杂的高级神经活动，如学习、记忆、逻辑思维等活动均不能进行，而仅保留少量具有特殊意义的活动，例如，鼠叫可唤醒沉睡的猫；婴儿哭声易惊醒乳母等。以上三个特征有助于区别睡眠和其他睡眠样状态，如冬眠主要由外界环境温度降低引起，昏迷和昏睡则表现为睡眠状态的不可逆性。催眠是由暗示所诱导的睡眠样状态，被催眠者的意识并未丧失，但其行为却受到催眠者的暗示所支配。有人研究，在睡眠过程中周期性地出现梦，并伴有独特的生理表征，有人认为梦是独立于觉醒和睡眠之外的第三种状态。

◎正常睡眠的时相

睡眠由两个交替出现的不同时相所组成，一个是慢波相，又称非快速眼动睡眠，另一个则是异相睡眠，又称快速眼动睡眠，此时相中出现眼球快速运动，并经常做梦。非快速眼动睡眠主要用于恢复体力，快速眼动主要用于恢复脑力。

◎慢波睡眠

根据人脑电波的特征，通常将此时相区分为 4 个不同的期，即相应于睡眠由浅入深的过程。第 1 期呈现低电压脑波，频率快慢混合，而以 4～7 周/秒的频率为主，它常出现在睡眠伊始和夜间短暂苏醒。

◎异相睡眠

它是在睡眠过程中周期出现的一种激动状态。脑电图呈现快频低压电波，与清醒时的脑波是类似的。自主神经系统活动增强，如心率、呼吸加速，血压升高，脑血流及耗氧量均增加，在男性则有阴茎勃起。此外，睡者时时翻身，面和指（趾）端肌肉不时抽动。在实验动物还记录

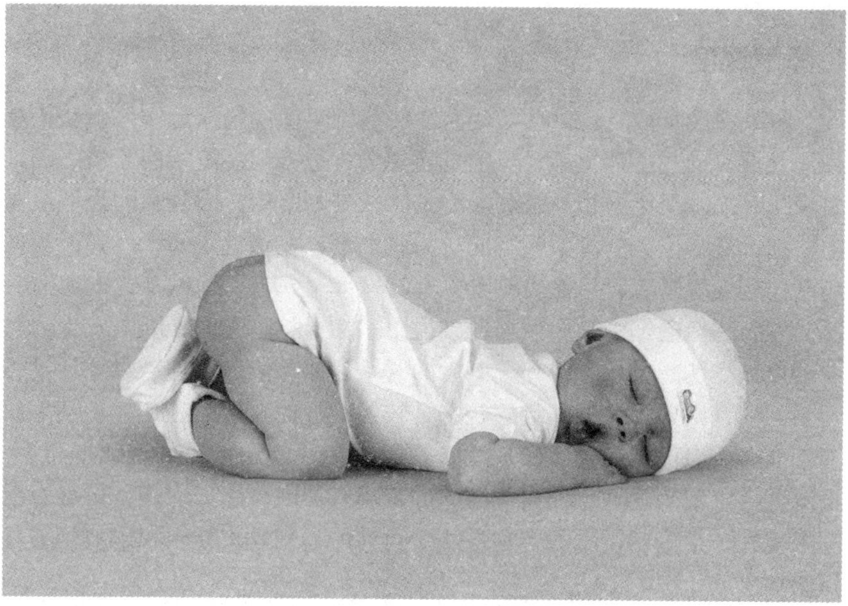

※ 小孩睡眠

到单个神经细胞的放电活动非但高于慢波相，有时还超过清醒状态下的活动水平。人的异象睡眠和动物的一样，表现出三个特征：①低电压，快频脑波；②颈部肌肉张力松弛以及脊髓反射被抑制，此时运动系统受到很强抑制；③频繁出现快速的眼球运动，同时在一些和视觉有关的脑结构，包括大脑皮层视区，出现高大锐波，统称脑桥－膝状体－枕区皮层波（PGO）。由于快速眼动只存在于异相睡眠中，故后者常被叫做快速眼动睡眠。

知识窗

·睡眠时相的转换·

正常成年人入睡后，首先进入慢波相，通常依次为1～2～3～4～3～2等期，历时70～120分钟不等，即转入异相睡眠，约5～15分钟，这样便结束第1个时相转换，接着又开始慢波相，并转入下一个异相睡眠，如此周而复始地进行下去。整个睡眠过程，一般有4～6次转换，慢波相时程逐次缩短，并以第2期为主，而异相时程则逐步延长。以睡眠全时为100%，则慢波睡眠约占80%，而异相睡眠占20%。将睡眠不同时相和觉醒态按出现先后的时间序列排列，可绘制成睡眠图，它能直观地反映睡眠各时相的动态变化。

◎睡眠深度

睡眠深度一般是以身体活动减少和感觉灵敏度的降低作为衡量的指标。此外，一些生理指标，特别是唤醒阈，也指示慢波相的第三、四期是深睡时期。至于异相睡眠的深度是比较难判断的，因为它即表现肌张力松弛，又常出现全身翻转和面、指肌抽动；在感觉方面，外界无关的刺激较难唤醒睡者，可是当刺激具有特殊含义或者和他做梦的内容有关时，则极易唤醒。由这些矛盾可以得出，在异相睡眠中，脑内发生一种主动过程能切断它和外界无关刺激的联系。如果依自主神经系统活动强弱来判别，则异相睡眠与觉醒状态是较为接近的，如果在此时相唤醒睡者，他会说自己正在熟睡；反之，在慢波相时唤醒他，则说睡得不熟。推测这种主观的睡眠意识可能与他的梦境有关联。综上所述，很难对睡眠深度有一个确切精准的判定方法，目前的趋向是将异相和慢波相看作两个独立的状态。

有些自主神经的活动会随睡眠过程的发展而产生变化，与两个时相关系不大。例如，体温从睡眠开始便逐渐下降，5～6 小时达最低点，然后又逐渐回升。有人提出，睡眠时仍能学习口述材料，可是脑电图的分析证明，睡者实际上是呈现朦胧状态的。梦呓一般较多发生在慢波睡

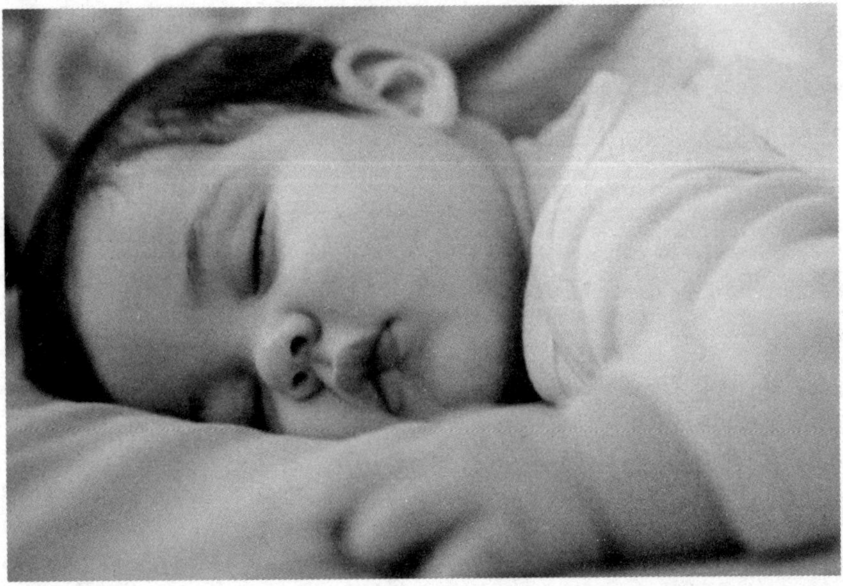

※ 睡眠状态

眠的第二期，而梦游则无例外地发生在慢波第四期中，并且一般情况下，两者都和梦的内容无关。

个体发生新生儿平均每天睡 16 小时，婴儿睡眠时间逐渐缩短，至 2 岁时约睡 9～12 小时。成年人的睡眠时间因个体而异，通常为 6～9小时不等，一般认为 7 小时半是合适的。可是老年人的睡眠经常少到 6 小时。根据脑电图的分析，新生儿的异象睡眠约占睡眠总时间的 50%，并且入睡后很快就进入异相时期，成年人约占 20%，而老人则不到 20%。在成年人凡异相睡眠时间低于 15%或高于 25%的则被认为不正常。同样，慢波相第四期也随年龄增长而逐渐减少。至于睡眠与觉醒的周期更替，新生儿一天中约 5～6 次，婴儿逐渐减少，学龄儿童每天约 1～2 次的睡眠。有些老年人又恢复一日睡几次的习惯。

种系发生按照上述睡眠的三大特征：周期性、自发性和可逆性，并以动物的安静不动和感觉敏感性降低作为衡量指标，则从高等脊椎动物才开始出现睡眠行为和脑电变化。在鱼、两栖和爬行动物，可以观察到觉醒和睡眠的周期转换，但并没有发现异相睡眠的存在。至温血动物鸟类，可以看发现有明显的异相睡眠，约占睡眠时间的 3%～5%。哺乳类动物从鼠倒像，都有明确的慢波相和异相睡眠，不过它们各自所占比重随种别而异。若从动物生存竞争角度来分析，大体可归为两类：一类是被猎食动物，如啮齿类、食草及反刍动物摄食后需要长时间咀嚼，因而睡眠时间缩短，异相睡眠也短，一般不超出 5%，如母牛为 1.6%；食蚁兽没有异相睡眠；另一类是猎食动物，如食肉类，它们的进食快，有较多时间的睡眠，异相睡眠也较长，可达 20%或更长，如猫、狗等都如此。

◎剥夺睡眠

实验性地剥夺人或动物的睡眠是一种研究睡眠的生理意义及其必要性的可行方法。

剥夺全部睡眠 24～48 小时后，脑电频率变慢，近似慢波相第一期，但外观行为正常。继续剥夺，则警觉性降低，严重的甚至会发生幻觉、谵妄或梦呓。3～4 天后，使实验者入睡，在第一夜中慢波第四期明显增多，而异相睡眠相应减少，在以后数晚，异相睡眠才代偿地增多。一位11天不睡的青年，入睡后，慢波第四期和异相睡眠都明显增加。相反，被剥夺睡眠的猫在第一夜增多的是异相睡眠，而不是慢波第四期睡眠。

剥夺部分睡眠使受试者每天仅睡3～4小时，几天后，异相睡眠或分比平时睡眠前4小时内的异象成分加多。停止实验后，受试者连续数夜多次出现异相睡眠。在长期每天只睡4小时的受试者慢波第四期增多，第三期相应减少。在恢复睡眠过程中，慢波相无明显变化。如将受试者睡眠缩短到3小时以下，则会影响第四期睡眠的发展，也会对受试者的工作能力产生重大的影响。

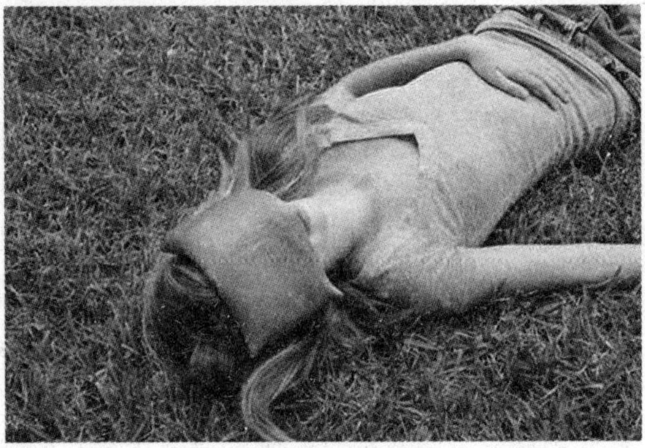

※ 避免太阳光

选择剥夺睡眠某时相时，如果选择剥夺慢波第四期睡眠，则在恢复过程会代偿地只增加第四期睡眠；如选择剥夺异相睡眠，也产生同样的代偿情况，许多心理学实验结果表明，长期剥夺异相睡眠不产生明显的心理紊乱；而长期剥夺全部睡眠的人，不能长时间工作，否则差错加多。这可能和大脑皮层不能持久维持警觉状态有关。此外，少数人还会发生短暂幻觉和荒诞行为。总之，这些实验结果似不支持长期不眠或严重失眠会导致精神变态的假说，可是从另一方面却表明，长期缺乏睡眠的人非常容易疲劳，注意力不集中以及会发生视、触觉的错乱等。

◎病态睡眠

失眠症根据失眠发生的时间先后，可区分三种失眠症：①发生在睡眠初期，表现为很难入睡，也是最常见的失眠症。②表现为全夜时醒时睡。③发生在睡眠终期，患者过早苏醒，醒来后就睡不着。这些患者的异象睡眠都少，并易诱发脑电的唤醒反应。从脑电图分析波看，他们的睡眠时间总是比主诉的为多，失眠的后果也并不严重，长期失眠者有时精神萎靡，可用药物治疗纠正。在临床治疗上面，采用西药谷维素进行中西药综合调治可取得快速、理想的疗效。

◎多眠症

多眠症主要表现为白昼多眠或瞌睡过多，或者夜间长时间的睡眠。患者睡眠期间心率并不减慢，说明患者在睡眠期间并没有得到充分的休息。原发性多眠症多属遗传病，这和下丘脑功能障碍有关。此外，还有一种伴有食欲亢进，肥胖和呼吸不足等症的多眠症。

发作性睡眠症发作时患者突然入睡，不受自身的控制，但是时间并不长，一般只持续数秒至数分钟，还经常伴发由肌张力丧失产生的猝倒。发作时脑电波和异相睡眠相似，多属先天性的。中枢兴奋药可减轻其症状。

梦游症发生在慢波睡眠的第三、四期，也是回忆能力最低的时期。与患者所做的梦关系并不大。梦游时大脑警觉性和反应性均降低，运动也欠协调。

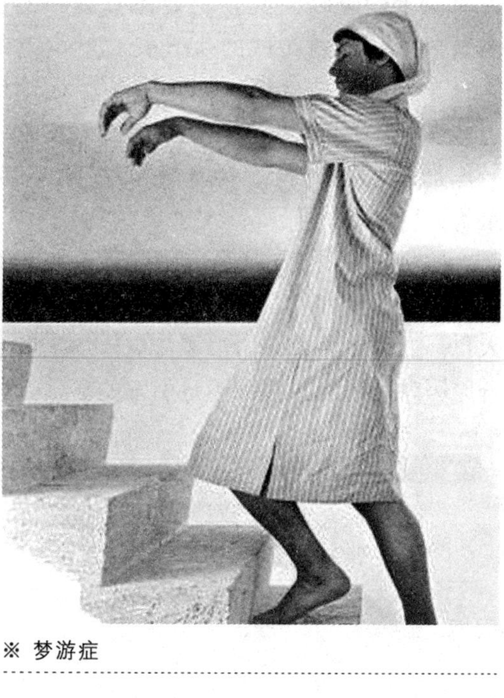

※ 梦游症

遗尿症多半发生在睡眠的前 1/3 时期，脑电波呈慢波第四期形式。遗尿开始即转入 2 期或 1 期。唤醒后患者不讲述梦境，若不唤醒，他们认为延髓和脑桥内存在上行抑制系统，这一系统的活动可以导致睡眠。此系统一方面接受来自躯体和内脏的感觉传入冲动，另一方面又受到前脑梨状区皮层、扣带回和视前区等结构的下行控制。与此同时，M. 儒韦提出关于觉醒－睡眠周期的单胺学说。他认为从蓝斑前部发出的上行去甲肾上腺素能系统，维持大脑皮层觉醒态电活动，加上乙酰胆碱能系统的活动，才能完成注意、学习、记忆等高级功能；而黑质一纹状体环路的多巴胺能系统，则维持觉醒的行为表现，至于睡眠过程，则由中缝核群前段发出的上行 5－羟色胺能系统维持慢波睡眠，而其中段核群一旦触发蓝斑区域细胞活动后，后者的上行冲动激活大脑皮层电活动，使之出现快频低幅波，同时，其下行冲动则抑制脊髓运动系统，从而形成异相睡眠。应当指出，这两种假说并无根本分歧。因为他们争论的仅是和睡眠有关的脑结构的部位。当今许多工作正是沿这两种设想向纵深发展。从 20 世纪 70 年代起，莫尼埃和 J. R. 帕彭海默分别从入睡的兔和羊脑内提取出多肽物质，将它注入另一只动物脑室内，可诱导 δ 波，酷似慢波睡眠。这一发现为睡眠机制研究开拓了新的途径。

充足的睡眠对我们的健康至关重要。未成年人一般需要有 8 个小时以上的睡眠时间，且要保障睡眠的质量。如果睡眠的时间不足或质量不高，对身体的生长发育均会有很大的影响，同时没有好的休息，大脑就依然处于疲劳之中，大脑的疲劳就难以恢复，严重的可能影响大脑的功能。青少年如果睡眠不足或睡眠质量差，就应适当增加睡眠的时间，比如夏天午睡片刻，并且要设法提高睡眠质量等。

按照一般观点，睡眠是消除大脑疲劳的主要方式。如果长期睡眠不足或睡眠质量太差，大脑的机能是会受到严重影响的，本来是很聪明的人也会变得糊涂起来。很多青少年学生患上了神经衰弱等疾病，有一部分原因就是因严重睡眠不足引发的。

拓展思考

1. 你知道睡眠的定义吗？
2. 正常的睡眠识相是什么？
3. 未成年人一般需要几个小时的睡眠时间？

空气负离子可有效改善睡眠

Kong Qi Fu Li Zi Ke You Xiao Gai Shan Shui Mian

睡眠占据着人类生命进程的1/3，是生命的必须过程。现代研究证实，近80余种疾病都与长期的睡眠不足有重大联系，在影响人类寿命的7种因素中，睡眠是其中最重要的一项。失眠成为人类的无形杀手。因此，要保证睡眠时间是充足的，提高睡眠质量，是我们身体健康的首要条件。

空气负离子又称负氧离子，是指获得1个或1个以上的电子带负电荷的氧气离子。常被称为“长寿素”“空气维生素”。空气负离子是存在于大自然的一种自然因子，对人体的健康十分有益。下雨过后、森林绿化带、瀑布海边等地方这种空气负离子含量非常大，这也就是为什么身处这些地方，空气清新、精神振奋；也是为什么许多疗养胜地在山上或海边的原因。

知识窗

科学研究表明，空气中所含有的气体成分——空气负离子（负氧离子）对治疗失眠是很有效果的，见效也很快，且无任何副作用。主任医师陈景藻在其主编的国家重点图书《现代物理治疗学》中对负离子的作用治疗失眠上做出以下阐述：临床试验表明：空气负离子通过促进单胺氧化酶（MAO）的氧化脱氨基作用，降低脑及组织内的5—HT（5—羟色胺）水平，引起内分泌及神经系统明显的生理变化，对自主神经高级中枢及植物神经系统有良好的调节作用。从而有效改善大脑皮层的功能，振奋精神，消除疲劳，提高工作效率，增加食欲，对改善睡眠、治疗神经衰弱有良好效果。

◎提高睡眠质量

要想有高质量的睡眠，请注意以下几个因素：

影响睡眠质量好坏的关键的因素是在于睡眠环境。在15℃～24℃的温度中，人们可获得安睡。冬季关门闭窗后吸烟留下的烟雾以及逸漏的燃烧不全的煤气，会使人不能安稳地睡觉。最新研究表

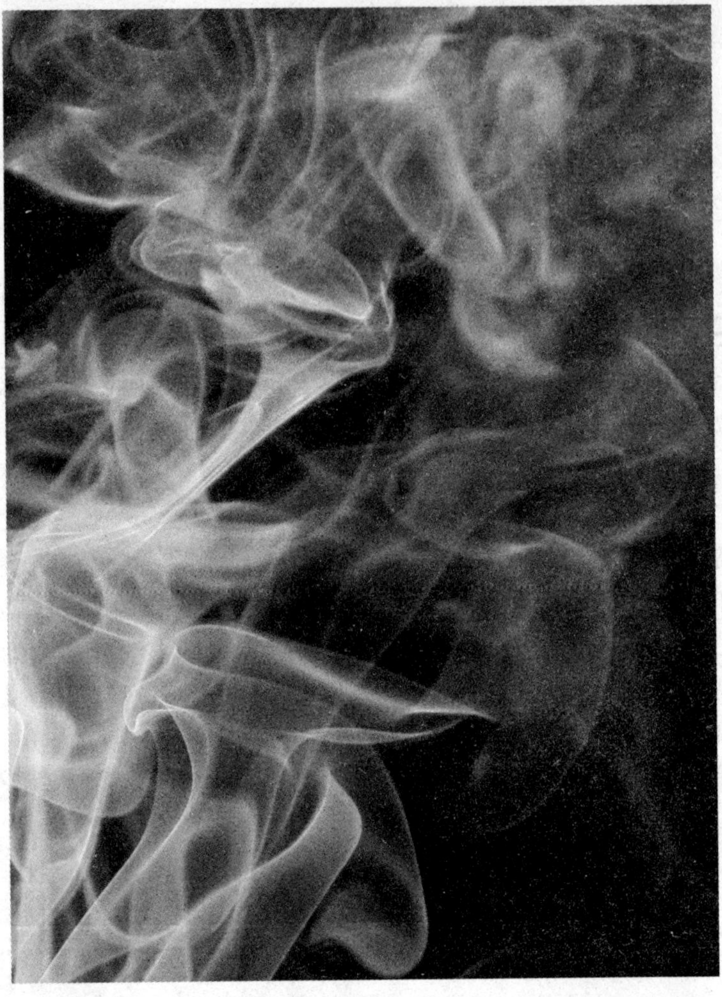

※ 烟雾

明，富含负离子的空气环境对睡眠有非常好的帮助，负离子可以有效调节大脑植物神经系统，改善大脑皮层功能，对改善失眠有显著的疗效。

形成生物钟。一个合理健康的生物钟是非常必要的，如果每天准时起床，置身在阳光里，那么生物钟就会准时地运转，对提高睡眠质量有巨大作用。睡眠与体温也有着密不可分的联系，与光照有关的体温波动也影响人的生体规律。当体温下降以后，人就会产生困意。体温调节失控时就会引发睡眠紊乱。因此在睡前最好洗个澡，或做 20

分钟的有氧运动，临睡时体温会有所下降，就比较快入睡。某些人大量摄入咖啡、巧克力、可乐和茶后，主观上他们的睡眠好像没有受到影响，但经试验证实，他们的深度睡眠均受到不同程度的影响。酒精虽然有助眠的功效，但代谢过处程中它会释放一种天然的兴奋剂，破坏下半夜睡眠。

噪音。人往往置身于某种噪声中，时间一长便习惯了这种环境，但深度睡眠的时间也因此减少，所以应尽量避免噪音的干扰。

◎“健康的睡眠”到底是什么样的?

许多报道说，在22点到3点睡觉是最好的，原因是：晚上12点到3点，是人的深度睡眠期，只要有了这三个小时的好睡眠，就会有一天的好精神，如果错过了，对人体的影响会很不好。而从入睡到进入深度睡眠的过程一般要30～60分钟，所以，晚上10：00～10：30睡觉最好。

但这样的结论是不全面的。这是因为“观察者”是以“睡觉一定要在晚上”为“前提”进行观察的。

那么事实究竟是什么样的，我们看看“现实状况”就知道了。城市里上“夜班”的工作者，特别是“夜班司机”都是晚上工作，早上睡觉的，如果上述的发现是“正确”的，那么这些上“夜班”的人，或者至少都是感染了各种各样的“疾病”，最后不能工作等。然而他们却都活得好好的，这就是最好的证据。

身体默认的“生物钟”到底是什么样的？我

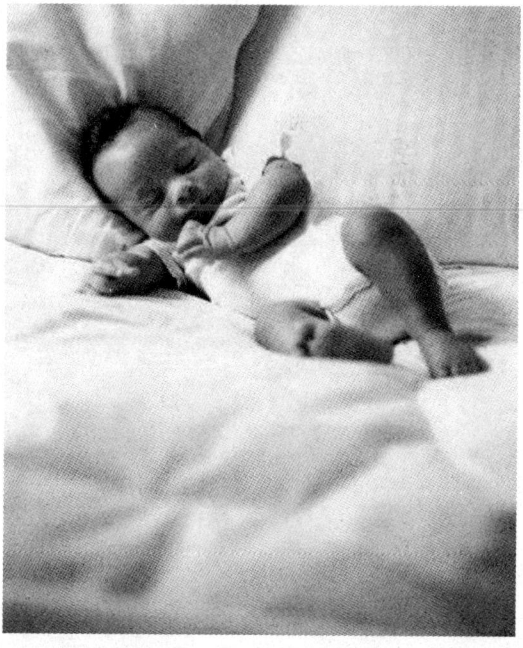

※ 人体的“生物钟”

们究竟要怎样才能做到“工作”与“休息”时间的“最优化配置”？

只要做一个小实验就会知道了：当一天晚上来看“连续剧”进行“通宵”，等到早上 6 点开始“睡觉”，最后将会在下午 12 点～14 点自然“苏醒”过来。这时，只要算一算睡眠时间，你会发现，刚好是 6～8 个小时。这是个巧合吗？为什么就不是按照长期以来的“起床”时间 7～9 点呢？

默认“生物钟”的“睡眠时间”，就是在睡后的6～8 小时醒过来；而什么时候“睡觉”并不是最重要的。并且只要“睡觉”了，那些睡后会发生的“生理活动”还是会照样进行。

拓展思考

1. 你知道怎样提高睡眠质量吗？
2. “健康的睡眠”到底是什么样的？
3. 健康的睡眠时间是什么时候？

有助睡眠的食物

You Zhu Shui Mian De Shi Wu

一、富含松果体的食物

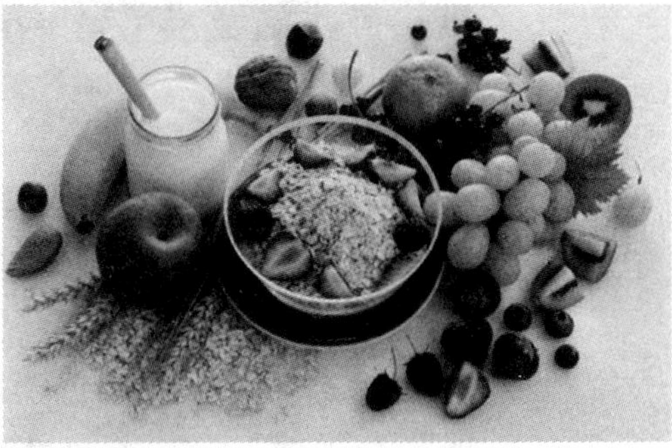

※ 富含松果体的食物

富含松果体的食物对改善睡眠有显著的功效，其原因在于人是否能有一个好的睡眠与大脑中佳品松果体素的物质息息相关。夜晚来临时，黑暗会刺激人体合成和分泌松果体素，它会经血液循环而作用于睡眠中枢使人体产生浓浓睡意。天亮时，松果体受光线刺激就会减少，使人从睡眠状态中醒来。

研究发现，人进入中年以后，人体内的松果体素会逐年减少，40岁时为青年时的1/4；50岁时为1/6；60岁时会降到1/10。因此，中老年人可以通过补充富含松果体素的食物来促进睡眠。这类食物包括燕麦、甜玉米、番茄、香蕉。

二、对抗咖啡因的食物

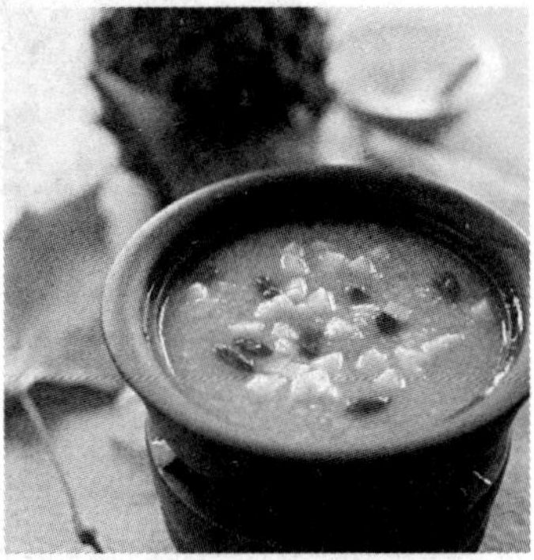

※ 酸枣仁与大米煮的粥

众所周知，喝茶会使大脑处于兴奋状态而睡不着。因此，如果白天饮茶较多影响睡眠，可在睡前用几克酸枣仁泡水喝，或用酸枣仁与大米煮粥，睡前喝一小碗。酸枣仁中含有酸枣仁皂甙 A、酸枣仁皂甙 B、桦皮酸、桦皮醇及 3 种甾醇类物质，它们可有效地降低血液中去甲肾上腺素的含量，从而达到目的。

三、抑制 5－羟色胺的食物

如果白天十分困乏无力，但是晚上又睡不好的话，可以在睡前吃一块馒头或面包。因为这类人群在日间分泌的色氨酸较多，色氨酸会转化为 5－羟色胺，5－羟色胺有催眠作用，会导致犯困，但是到了晚间体内的色氨酸却不足，以致难以入睡。因此，夜间吃一些馒头、面包，使体内的色氨酸的含量增高，入睡就相对比较容易。

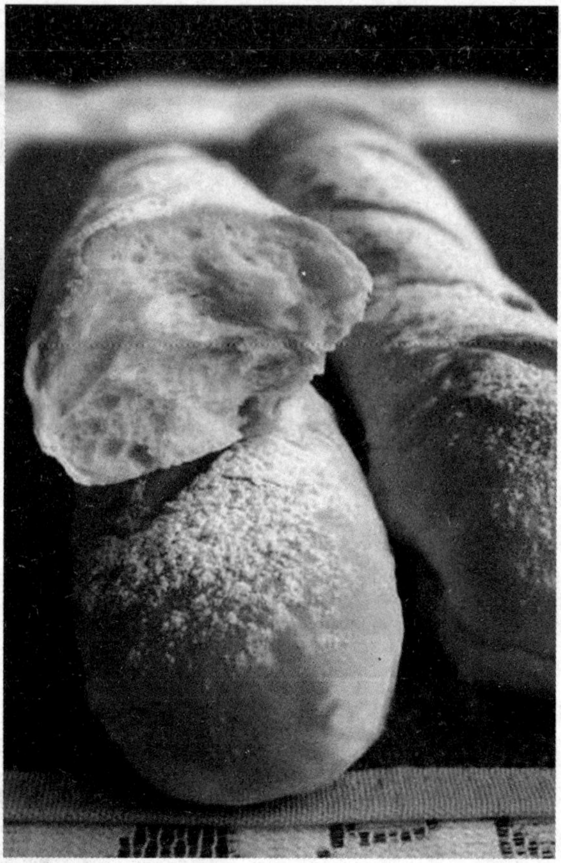

※ 面包

四、调节神经的食物

人体如果长时间缺乏铜和锌这两种元素的话，会影响脑细胞的能量代谢及神经系统的调节，也会因为缺乏这两种元素致使大脑门处于兴奋状态，因而辗转难眠。在这种情况下，晚餐时多吃一些富含锌、铜的牡蛎、鱼、瘦肉、虾、鳝鱼等食物，会很有效地改善神经衰弱症状，保证良好睡眠。

五、奇异果

中枢神经过度唤起及交感神经过度兴奋是睡眠障碍的真正原因，或是受压力荷尔蒙大量分泌的影响，而奇异果由于含有丰富的钙、镁及维生素C，对于神经传导物质的合成与传递很有帮助，尤其是钙，更具有稳定情绪及抑制交感神经的作用。将黄金奇异果与牛奶、蜂蜜、冰块等一起打成夏季冰饮，不但有利于人体对果籽中维生素E的吸收，还有增加皮肤弹性的功效。

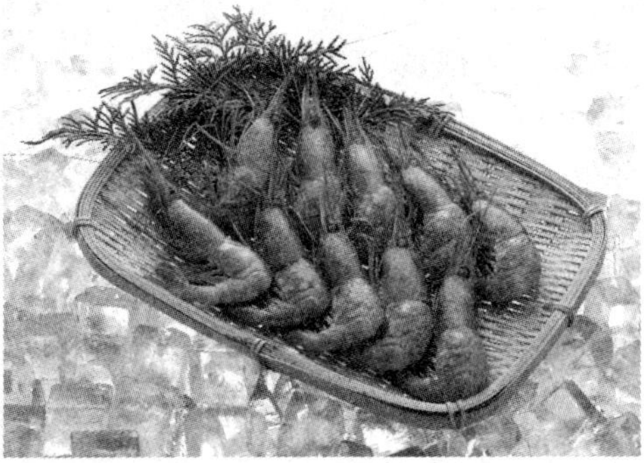
※ 大龙虾

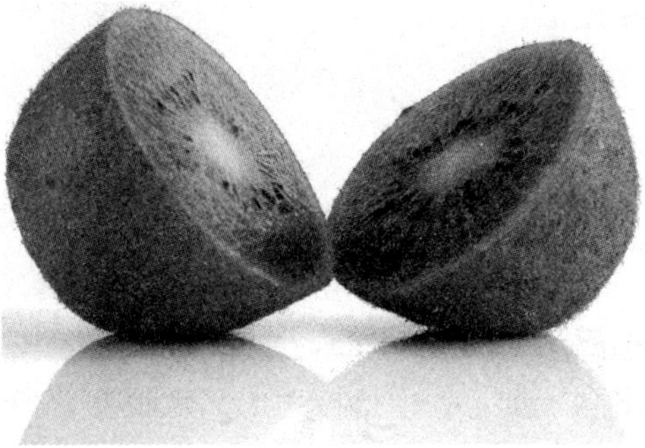
※ 奇异果

六、牛奶

牛奶中含有两种催眠物质：一种是色氨酸，能促进大脑神经细胞分泌出使人昏昏欲睡的神经递质五羟色胺；另一种是对生理功能具有调节作用的肽类，其中的“类鸦片肽”可以和中枢神经结合，发挥类似鸦片的麻醉、镇痛作用，让人感到全身舒适，有利于解除疲劳并入睡。睡前喝一杯牛奶，其中的催眠物质可以起到很好的安眠作用。

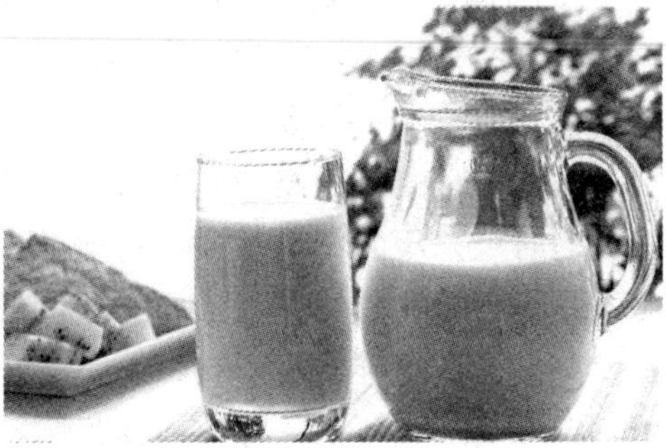
※ 牛奶

七、苹果

苹果可以治脾虚火盛，补中益气，无论是对心脾两虚、阴虚火旺、肝胆不和或肠胃不和所致的失眠症都有较好的疗效。苹果中的芳香成分中醇类含 92%，羰类化合物 6%。其浓郁的芳香气味，对人的神经有很强的镇静作用，能催人入眠。如果家里没有苹果，可以试试倒杯开水加入一勺醋来喝，同样有促进睡眠的功效。除此之外，在床头柜上放上一个剥开皮或切开的柑橘，吸闻其芳香气味，可以镇静中枢神经，对于入睡很有帮助。

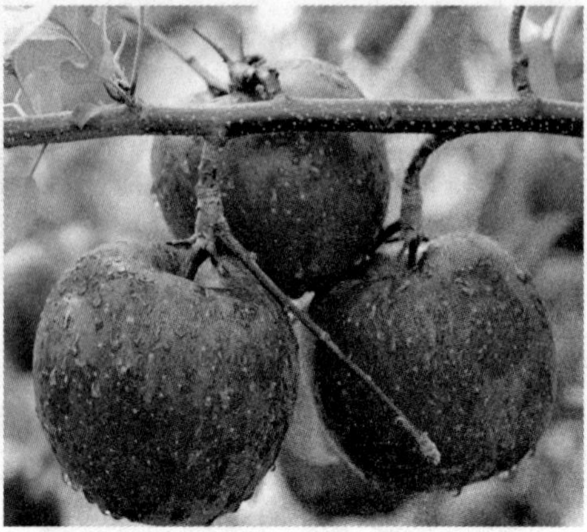

※ 苹果

◎睡眠贴士

以下条件的前提是人体生物钟刚好等于 24 小时。

1. 当你睡觉时，或多或少都会移动身体，因此成人床的最理想宽度应是肩的 2～3 倍，而长度在 190～210 厘米，在这个范围内可以舒服地睡一觉了。床垫应考虑其软硬度、弹性及透气等性质，最重要是能够保护腰椎、平均地承托整个人的体重。床铺硬度宜适，过硬会使人时常翻身，难以安睡，睡后周身酸痛，太软则不利于脊椎的正常发育。

2. 挑选自已喜欢的床单、被褥及睡衣，最理想的是色泽柔和、舒服体贴、透气佳、不易磨损等材料。

3. 睡觉摆个什么姿势?

睡觉的时候那种姿势是最好的？右侧位睡眠对于睡眠是最好的。睡觉的时候，不要将双手放在胸前，否则会压迫心肺，阻碍呼吸。仰卧不是最理想的姿势，因为仰卧时舌根部往后坠缩，不利于呼吸，容易发出鼾声。伏卧会压迫胸腹，容易导致呼吸困难，均不是正确的姿势。向左而卧也不是好方法，因为压着左心室活动对血型循环。一般人以侧卧为佳。仰卧入睡时四肢肌肉并不能得到很好的放松。睡熟之后手会不自觉地搭压在胸上，容易引起噩梦；俯卧时胸腹部受压，口鼻易被枕头捂住，还容易“落枕”。侧卧时四肢放松，活动范围不大，不易打鼾。如果有某种疾患，最好听医生意见。对于患有某种疾病或有特殊情况的人而言，讲究一下睡眠姿势就很有必要。因为很多疾病

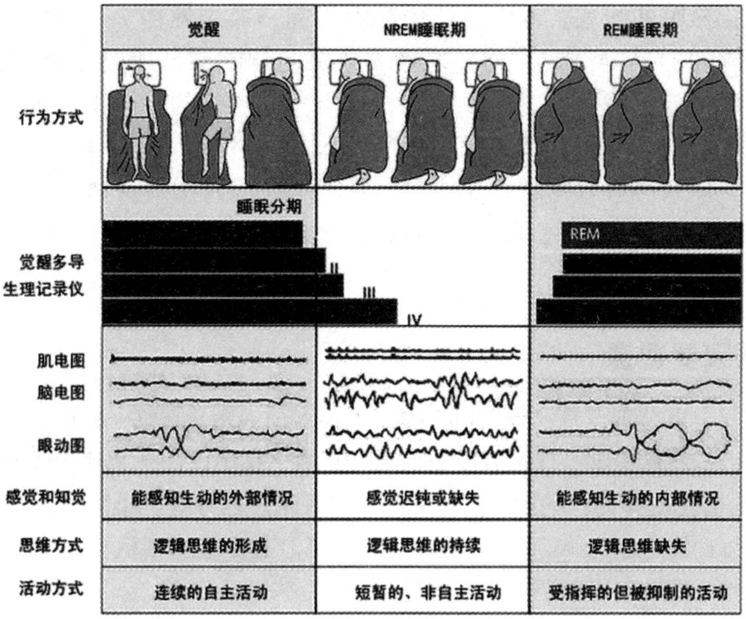

※ 睡觉的姿势影响

是由于睡眠姿势不当而诱发或加重的。所以，采取一些保护性的睡姿是很有必要的，对预防疾病的发生或减轻疾病的症状更是十分重要的。

4. 给自己充足的睡眠时间

想要有一个质量好的睡眠，入睡时间是一定要注意的；能取得较好睡眠质量的入睡时间是晚上 9 点到 11 点，中午 12 点到 1 点半，凌晨 2 点到 3 点半，这时人体精力下降，反应迟缓，思维减慢，情绪低下，利于人体转入慢波睡眠，迅速进入梦乡。

◎什么样的睡眠才最好

睡眠应该是一种无意识的愉快状态。

即便睡眠的时间不长，但是起床后依然很有精神，就表示有好的睡眠“品质”，但是如果在睡了很久之后依然十分累，就表示睡眠质量很差。

每个人的睡眠时间都是不同的，虽说成年人平均每天睡眠时间为 8 小时，但其实足够的睡眠并不是从时间上来加以判定的，而是看能否达到熟睡的状态，专家建议的睡眠时间一般应维持 7～8 小时，随个人之间的差异而定。如果的确入睡快而睡眠深、一般无梦或少梦者，睡上 6 小时可完全恢复精力，这当然是可行的；而入睡慢而浅，睡眠多、常多梦者，即使睡上 10 小时，精神仍难清爽，应通过各种治疗，以获得有效睡眠，一味地延长睡眠时间其实对身体是无益的。如果你每天睡眠超过 12 小时的话，除非是病了，否则反而会出现“越睡越累”的情况。

◎睡眠要适量

一个重要观点是：觉不可少睡。成年人一般每天睡 7～8 个小时就够了。可是最近美国心理学教授詹姆斯马斯博士指出：一个人晚上睡眠 6～7 个小时是不够的。他对睡眠研究的结果表明，只有 8 个小时睡眠才能够使人体功能达到高峰。所以什么是“适量”，主要是“以精神和体力的恢复”作为标准，当然要视个人情况而定。

人的睡眠分为慢动眼睡眠和快动眼睡眠两个时向。浓度的快动眼睡眠在记忆储存、维持组织、信息整理及新的学习、表现等全部会发生在快动眼睡眠的最后阶段，而快动眼睡眠通常发生在 8 小时睡眠期的后部，并可以持续 90 分钟左右。很可能我们并没有什么感觉，但是，大

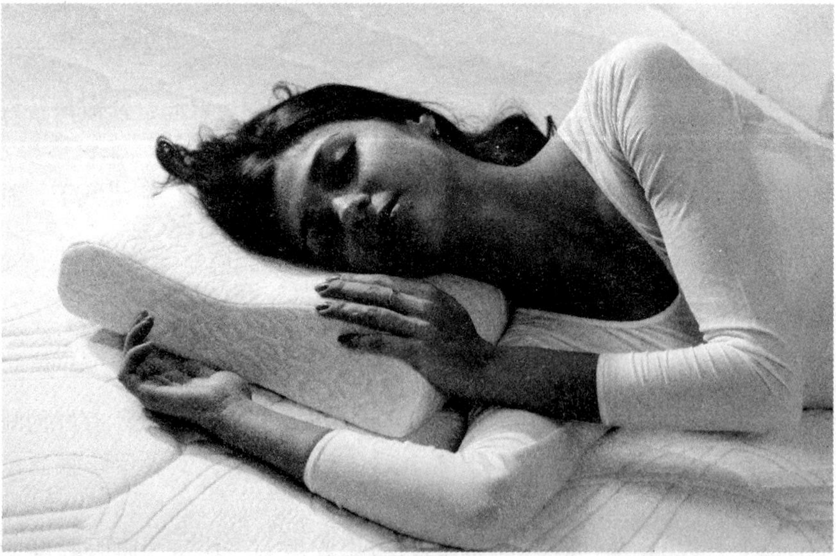

※ 人的睡眠分快慢

部分人的睡眠其实都不够，这在很大程度上降低了我们的生活质量，甚至会引发一些疾病。

正是为了要改善这种睡眠不足的现象，马斯博士提倡“小睡”。这种小睡是指每天正式睡眠醒来后再小睡 20 分钟，效果很突出。

只有睡好觉，才能学习好。睡好觉并不会妨碍前程：睡眠时间必须保证!

对于容易失眠的人来说，最好感到困的时候再上床休息，早早上床的结果往往是“欲速则不达”，没有效果反而会带来心理压力。有人曾经进行过这样的试验，在某些情况下，晚睡早起，减少睡眠时间，反而对提高睡眠质量很有帮助。

知识窗

·刻意安排理想的睡眠环境·

最适当的睡眠环境，至少应具备安静、遮光、舒适等这些基本条件。噪音的敏感度因人而异，任何声响超过 60 分贝，就会影响到人的神经系统，信息还可以传递全身，让你无法安稳入睡。关灯睡觉当然与省电无关，而是因为黑暗的环境能让眼睛快点进入休息的状态，如果你太害怕黑暗，则不妨开一盏小壁灯，尽量调控较微弱的光线，便能安然入睡。

◎睡好觉守则

1. 守时

为保持生物钟的同步性，所以无论睡觉时间的长短，最好在每天的同一时间起床。

若周五和周六晚至次日凌晨才睡觉，也许会患上“周日失眠症”。星期日早早上床，两眼放光，极力入睡却无能为力。越想睡，就会越睡不着。

当旅行或工作打破日常生活的规律，应尽量保持定时进餐和睡眠的习惯，并尽早恢复以往正常的日常作息时间。

2. 定时运动

运动可通过缓解白天所累积的紧张并使得身心放松而有助于睡眠。

常参加体育锻炼者比不常锻炼者的睡眠质量要好得多，但不必刻意追求过度疲劳。每周至少三天，每次 20～30 分钟的散步、工作、游泳或骑车，有益于心血管的最低限度。

但不要在很晚的时候运动。理想的运动时间是下午晚些时候或傍晚早些时候，此时体育锻炼可帮助从白天的压力调整到晚上的愉快。

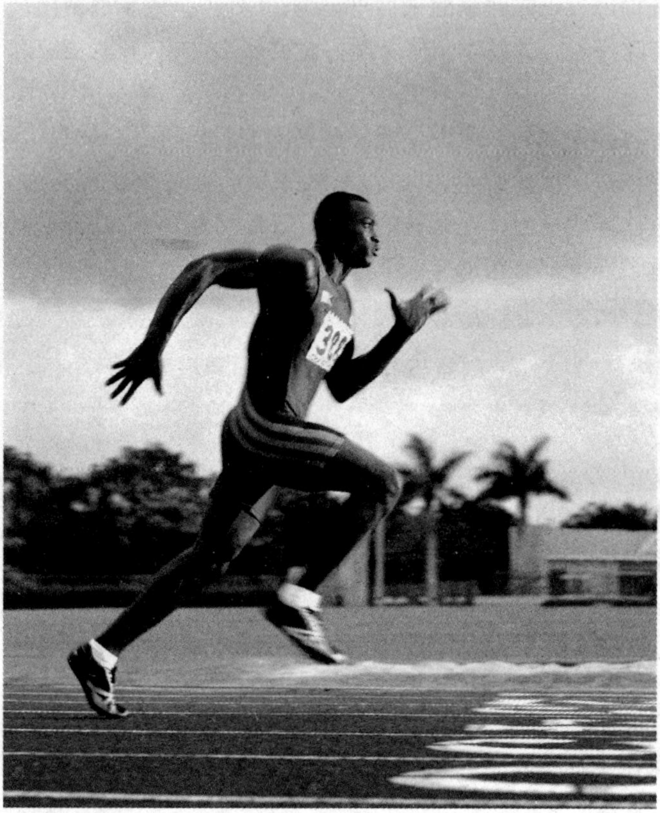

※ 定时运动

3. 减少兴奋剂的摄入

若爱喝咖啡，请在上床前 8 小时以前喝一天中最后一杯咖啡。其兴奋作用将在 2～4 小时后达到顶峰，并还将持续几小时。晚上摄入咖啡因使人更难入睡或不能深睡并会增加醒来的次数。

并不是只有咖啡因可以影响睡眠。在巧克力及奶酪中有一种洛氨酸可引发夜晚心悸。减肥药片中也含有使你清醒的兴奋剂。

4. 良好的卧具

好的卧具对入睡有很大的帮助，并防止睡眠时损伤颈、背。选择好的床垫。羽绒制品使人更舒适并比传统卧具轻巧。

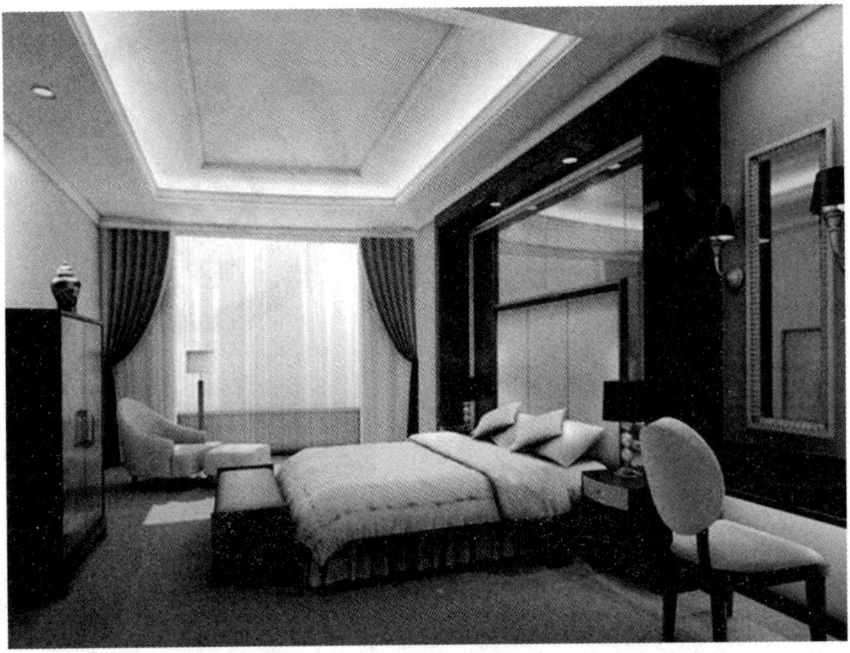

※ 良好的卧具

5. 请别吸烟

研究表明，重度吸烟者难眠、易醒，少有 REM 及深度 NREM 睡眠。因为残存的尼古丁可在吸入最后一口后 2～3 小时内失去作用，所以吸烟者常在夜晚渴望吸烟。倘若吸烟者改变其吸烟习惯，那么他们的睡眠也将会有很大的改善。一项研究表明，一天两包的吸烟者若戒烟，则其辗转难眠的时间会减少一半。

6. 只喝软饮料

酒精是最古老、最广泛的助睡剂。即便许多人习惯于晚上喝上一杯，但这也许意味着整晚的麻烦。晚餐饮酒过量导致难以入眠，在睡眠时间内饮酒对睡觉是不好的，酒精带来的影响消失后，REM 睡眠（受酒精抑制）占用其他睡眠阶段，使身体得不到深层次的休息，睡眠会被分割得支离破碎。

7. 追求质量而非数量

睡眠时间的长短不能断定睡眠质量的好坏，6 小时的优质睡眠要远比 8 小时的低质睡眠能使人体得到更好的休息。把睡眠时间严格控制在所需范围内，睡眠便会加深。不要认为你一定要躺 8 小时，若 5 小时你就精神满满，那么暗自庆幸吧。你不是失眠患者，而是天生的短时睡眠者。

8. 傍晚时分，丢开一切计划

若你躺在床上思考当日所做的事情或次日应做的事情，那你应该在上床前处理完这些分心的事情。列出清单，不用担心要时时提醒自己要做的事而得不到好的休息。

9. 别在太饱或太饿时上床

晚上的一顿大餐迫使你的消化系统超时工作。虽然你会觉得很困，但是却睡不着。

※ 请别吸烟

如果你在节食，别在饥饿时上床。咕咕叫着的胃像其他身体不适一样会整夜会让你整夜睡不着觉。因此应该在睡前吃低卡路里食物，如香蕉或苹果。

10. 建立“睡眠仪式”

在入睡前，抛开清醒时的一切烦恼。每晚的祈祷或读故事书更容易使人入睡。

拓展思考

1. 你知道哪些食物能帮助睡眠吗？
2. 你知道什么样的睡眠才是最好的？
3. 最适当的睡眠环境是什么呢？

睡眠不足的危害和改善方法

Shui Mian Bu Zu De Wei Hai He Gai Shan Fang Fa

◎睡眠是医学问题还是社会问题

2007 年 8 月 18 日，以“睡眠是医学问题还是社会问题”为主题的中国科协第 12 期新观点新学说学术沙龙在北京胜利召开，来自全国各地、不同专业领域的 23 名知名专家学者围绕主题展开了热烈积极的讨论。在我国经济发展迅速的前提下，各行各业都会存在很大的竞争，这种竞争间接加速了人们的生活节奏，加上生活方式的改变，充足的睡眠对现代人就像是“生活奢侈品”。据 2003 年中国睡眠研究会的统计资料显示，我国因睡眠而引起的各种疾病的患病比例已经高达 38.2%，2006 年对全国六城市的调查显示，过去一年间，都市人的睡眠问题已达 60%，因此被称为是“悄然扩展的流行病”，从社会学或是自然科学角度分别探讨如何解决睡眠问题，在目前是一件亟需解决的事情，具有非常积极的现实意义。

◎睡眠不足的危害

1. 影响大脑的创造性思维

人的大脑只有在保证睡眠充足的情况下才会思维清晰、反应灵敏，可见充足睡眠的重要性。如果长期睡眠不足，大脑得不到充分的休息，对于大脑的创造性思维和处理事物的能力都会有非常重要的影响。

2. 影响青少年的生长发育

青少年的生长发育除了与遗传、营养、锻炼等因素外，与生长激素分泌的多少也是密切相关的。生长激素是下丘脑分泌的一种激素，它可以有效地促进骨骼、肌肉、脏器的良好发育。但是睡眠质量的好坏与生长激素的分泌液是息息相关的，大约在人熟睡后生长激素会有一个大的分泌高峰，随后又有几个小的分泌高峰，但是在非睡眠的状态，生长激素分泌减少。所以，青少年要发育好，长得高，一定要保证睡眠的重组与质量的好坏。

3. 影响皮肤的健康

人的皮肤红润有光泽的真正原因，是依靠皮下组织的毛细血管来提供充足的营养。睡眠不足会引起皮肤毛细血管瘀滞，血液的循环受阻，皮肤的细胞便得不到充足的养分，皮肤的新陈代谢也会随之受到影响，皮肤的老化也会加速，使皮肤颜色显得晦暗而苍白。尤其眼圈发黑，且易生皱纹。

4. 导致疾病发生

长时间睡眠不足的人往往脾气会比较急躁，免疫力降低，更是因此带来很多的疾病，如神经衰弱、感冒、胃肠疾病等。睡眠不足也会引起血中胆固醇含量增高，使得发生心脏病的机会增加；人体的细胞分裂多在睡眠中进行，当睡眠不足或睡眠紊乱，细胞的分裂就会受到影响，甚至有可能产生癌细胞的突变而导致癌症的发生。一般说来，不同年龄的人每天所需的睡眠时间也是不相同的，中学生每天应睡 8～9 小时，成年人每天需睡 7～8 个小时。

5. 睡眠不足可引起肥胖

有关研究表明：睡眠不足会导致人体内消脂蛋白浓度的下降。消脂蛋白是在血液系统中活动的一种物质，具有抑制食欲的功能，可以对大脑做出是否要进食的决定。睡眠不足的同时会促使人体内食欲激素浓度的上升。食欲激素是由胃分泌的一种物质，能够使人有进食的欲望。当人体内这些掌控“食欲大权”的部门互相冲突时，大脑的决策系统就有可能做出错误的决定。

如果人们能保持正常的睡眠时间，身体内的消化系统就会恢复正常，从而不会长胖而是将体重保持在比较正常的范围内。研究还发现，要想保持人体的内分泌系统正常运行的话，一个人每晚的睡眠时间应保持在 7 小时以上。

看来，人要防止疾病、青春常在，除了要保持心情愉快之外，有充足的睡眠，也是有效的方法之一。

◎巧治失眠

1. 酸枣仁汤：酸枣仁三钱捣碎，水煎，在每晚的睡前一小时服用。酸枣仁具有抑制中枢神经系统，有较恒定的镇静作用。对于血虚所引起

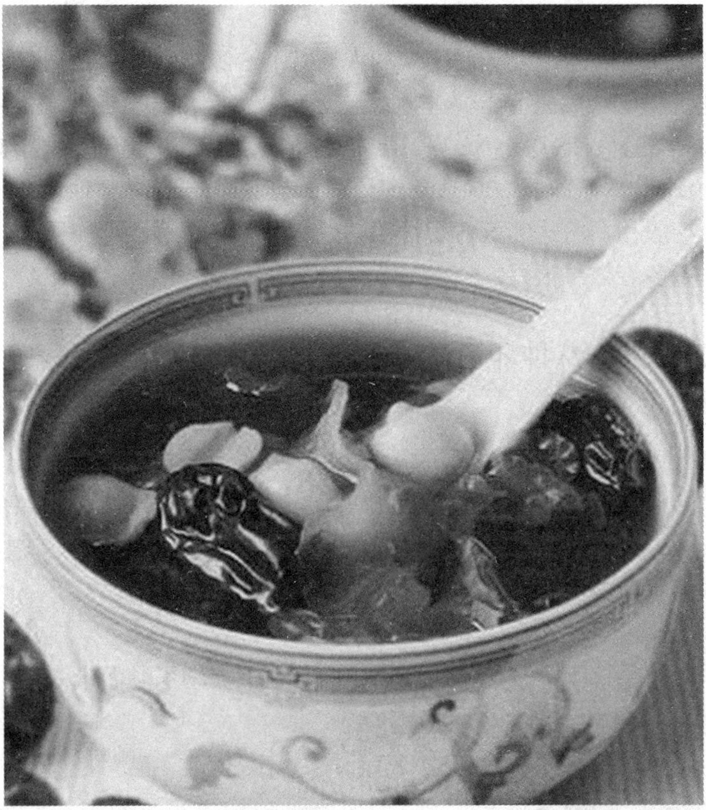

※ 酸枣仁汤

的心烦不眠或心悸不安有很显著的效果。

2. 三味安眠汤：酸枣仁3钱，麦冬、远志各1钱，以水500毫升煎成50毫升于睡前服用。以上三种药材均有宁心安神镇静的作用，混合可以达到催眠的目的。

3. 桂圆莲子汤：取桂圆、莲子各2两煮成汤，具有养心、宁神、健脾、补肾的功效，最适合于中老年人、长期失眠者服用。

4. 静心汤：龙眼肉、川丹参各3钱，以两碗水煎成半碗，睡前30分钟服用。可达镇静的效果，尤其对心血虚衰的失眠者，功效显著。

5. 安神汤：将生百合5钱蒸熟，加入一个蛋黄，以200毫升水搅匀，加入少许冰糖，煮沸后再以50毫升的水搅匀，于睡前1小时饮用。百合有清心、安神、镇静的作用，经常饮用，可收立竿见影之效。

6. 百合绿豆乳：取百合、绿豆各 25 克，冰糖少量，煮熟烂后，服用时加些牛奶，对于夏天睡不着的人，有清心除烦镇静之效，牛奶含色氨酸能于脑部转成血清素促进睡眠。

7. 养心粥：取党参 35 克，去子红枣 10 枚、麦冬、茯神各 10 克，以 2000 毫升的水煎成 500 毫升去渣后，与洗净的米和水共煮，米熟后加入红糖服用。可达养气血安神的功效，对于心悸（心跳加快）、健忘、失眠、多梦者效果很好。

◎影响睡眠的八种坏习惯

1. 枕头过高

从人体的生理构造来看，枕头以 8～12 厘米为宜。枕头过低，容易造成“落枕”，或因流入头脑的血液过多造成充血，导致次日头脑发胀、眼皮浮肿；过高，不利于呼吸道的畅通，易打呼噜，而且长期高枕，易导致颈部不适或驼背。

2. 枕着手睡

睡时两手枕于头下，不仅会引起由与血液流动不畅而带来的上肢麻

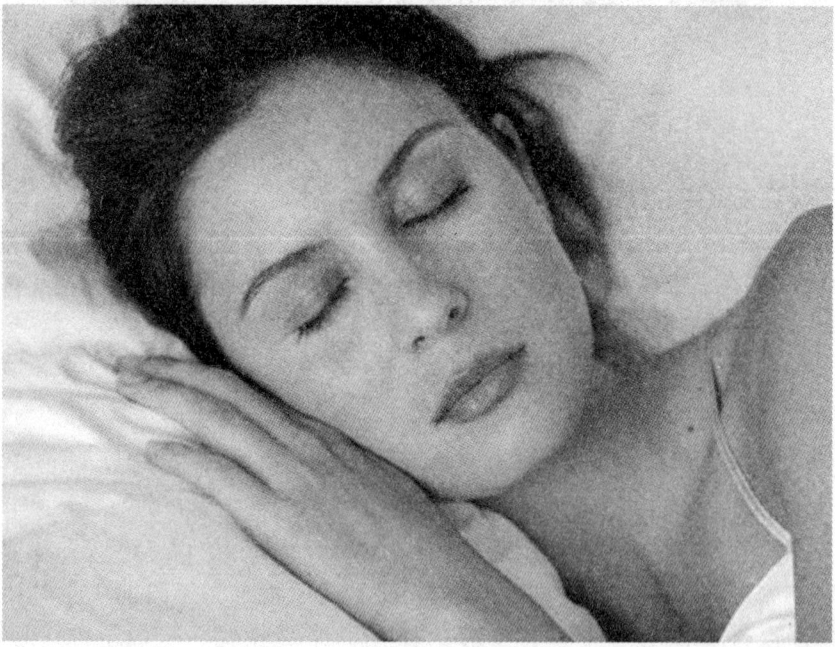

※ 枕着手睡

木酸痛，更易使腹内压力升高，时间长了甚至会产生“返流性食道炎”。所以在睡觉时不要枕着双手。

3. 被子蒙头

用被子蒙头睡是非常不好的，因为被子里的空气不新鲜，同时，吸入自己呼出的二氧化碳，会对身体带来极大的危害。婴幼儿更不宜如此，否则有窒息的危险。

4. 剧烈运动

很多人会在睡前进行剧烈运动，但是这会使大脑控制肌肉活动的神经细胞呈现长时间的兴奋状态，由于这种兴奋要过一段时间才能平静下来，人便不能很快入睡。所以，睡前应当尽量保持身体平静，或做一些轻微的运动，如散步。

5. 对着风睡

人体睡眠时对环境变化的适应能力降低，免疫力也较为低下，易受凉生病。古人认为，风为百病之长，善行而数变；善调摄者，虽盛暑不当风及生卧露下。所以睡觉的地方应避开风口，床离窗、门有一定距离。

6. 坐着睡

有些人吃饱饭往沙发一坐，打开电视沏壶茶，够舒服的。由于工作太累，看着电视就睡着了，这里蕴藏着很大的隐患！因为坐着睡会使心率减慢，血管扩张，流到各脏器的血液也就少了。再加上胃部消化需要血液供应，从而加重了脑缺氧，导致头晕、耳鸣。

7. 睡前饱餐

睡前吃得过饱，胃肠要加紧消化，装满食物的胃刺激大脑。大脑开始变得兴奋，人就不能好好的睡觉了，正如中医所说“胃不和，则卧不安”。

8. 睡前饮茶

茶叶中含有咖啡碱等物质，这些物质会刺激中枢神经，使人兴奋，若睡前喝茶，特别是浓茶，中枢神经会更加兴奋，不易入睡。

◎睡眠与生长激素的分泌

睡眠是每种生物的本能，人在睡眠时，全身肌肉松弛，对外界刺激反应减低，心跳、呼吸、排泄等活动减少。在睡眠期间，各种器官可以恢复机能。人体内的生物钟支配着内分泌系统，释放各种激素。其中有一种生长激素，这种生长激素的作用是促进肌肉新陈代谢，恢复体力，促使骨骼成长。

儿童时期，这种生长激素分泌呈现夜多昼少的规律，凌晨 1 点到早晨 5 点之间释放的生长激素差不多是白天的 3 倍。显然，如果婴幼儿长期晚睡，对生长激素的正常分泌会有很大的影响，对婴幼儿的生长发育也是不利的，尤其是对身高影响较大。

长时间熬夜睡眠不足的成人容易衰老，小儿则表现为情绪不稳定，常说腰腿脚酸痛，不爱走路，双眼易疲倦，有的孩子还易患气管炎和鼻炎等疾病。

经常熬夜很可能会导致便秘，对身体的健康有危害。

为了婴幼儿能够健康地生长发育，父母应给他们安排有规律的作息时间，养成晚上定时睡觉的习惯，保证充足的睡眠时间。

◎提高睡眠质量的十个方法

1. 制定有规律的作息时间表，在周末不要睡得太晚。如果你周六睡得晚周日起得晚，那么周日晚上可能就会失眠。

2. 睡前别猛吃猛喝。在睡觉前大约 2 个小时吃少量的晚餐，一般不要喝太多的水，否则会因为晚上不断去厕所而影响睡眠质量；晚上不要吃辛辣的富含油脂的食物，因为这些食物也会对睡眠造成影响。

3. 睡前远离咖啡和尼古丁。建议睡觉前 8 小时不要喝咖啡，不然会比较难入睡。

4. 选择锻炼时间。下午锻炼是帮助睡眠的最佳时间，而有规律的身体锻炼不仅可以增强自己的体质，同时还能提高夜间睡眠的质量。

5. 保持室温稍凉。卧室温度稍低对睡眠有帮助。

6. 大睡要放在晚间。白天的睡眠时间严格控制在 1 个小时以内，且不能在下午三点后还睡觉。

7. 保持安静。关掉电视和收音机，制造一个安静的环境对提高睡眠质量的好处非常大。

8. 舒适的床。一张舒适的床可提供一个良好的睡眠空间。

9. 睡前洗澡。睡觉之前的一个热水澡有助于放松肌肉，可令你睡得更好。

10. 不要依赖安眠药。在服用安眠药之前一定要咨询医生，若需服用安眠药也不要超过 4 周。

◎睡眠对生理组织的影响

1. 睡眠与细胞寿命

缺乏睡眠对细胞的分裂更新换代都有不好的作用，主要导致组织的损坏，这一过程是通过酶的作用来修复的，这种酶的修复作用对于分子间的不断修复和细胞的总体最高寿命有重大意义。就衰老而言，最重要的检出 DNA 的损伤然后修复它们，而细胞的完整性又是其分裂增殖寿命的基础，而这种修复机制是在生命体进行高深度睡眠下完成的。如果睡眠质量不好，就会影响这种修复的进行。

有科研实验表明，高强度的睡眠时间使平均机体花费在修复 DNA 损伤的力度最大，在细胞分子学上来说，DNA 损伤与 DNA 修复间的这种平衡是细胞衰老的最重要指标。

当机体缺乏修复这一机制时，细胞的分裂增殖寿命只是完整细胞的 1/5 左右，由此我们就可以看到良好的睡眠对我们的生理健康的影响是如何的巨大了。

2. 睡眠与机体免疫

不论是缺乏睡眠或者是睡眠不完整，都对人体的免疫系统有着巨大的打击，人体的胸腺会急剧性萎缩。这是人体最重要的免疫器官，在一般情况下，只有在中老年时期，胸腺会缩小成一个樱桃大小，而 T 细胞的增值会大幅度下降，不仅白细胞和淋巴细胞大量减少，并使巨噬细胞有抑制作用。

人体一旦缺乏了免疫系统的保护，各种致癌疾病对人体的威胁都是致命的。即使是在短期，人体会感到恶心，昏头昏脑，神经萎缩，四肢乏力，这不仅是免疫力直接下降的生理趋势，同时还是疾病的前兆。

通过临床取样调查，在短期缺乏睡眠人群中，普遍出现了免疫力大幅度下降的症状，而且有近 76%的人的身体组织器官有轻微癌变的趋势，这是相当高的比例。

3. 睡眠和神经系统

机体主要的机能调节系统就是神经系统，它直接地调节着机体内各器官，系统的机能，而睡眠与中枢神经的生理作用更是有着密不可分的联系。

作为一种调节机制，睡眠是通过下丘脑调节内脏的活动及激素内分泌，而神经内分泌不仅取决于中枢神经的指令，更是生命体本有的“生物钟”的活动周期。

4. 夜晚睡眠的重大意义

经试验证明，即使是短期性的缺乏睡眠以及缺乏足够的睡眠时间，就会导致人体免疫力大幅度低下，衰老加剧。

夜晚的深度睡眠，通过下丘脑的神经中枢作用，实则是调节各种组织细胞的代谢活动来影响人体的生理活动，主要用来修复细胞的损伤以及还原组织功能的完整性。

生物钟是受大脑的下丘脑“视交叉上核”（简称 SCN）控制的，通过内分泌激素的分泌周期向中枢神经系统发放“时间信号”，以此来影响机体时间生物效应，同时也说明机体的修复机制必须是在夜晚深度睡眠中进行。

◎有助于睡眠的食物

1. 龙眼：味甘、性温，具有补心益脑、养血安神的功效。临睡前饮用龙眼茶或以龙眼加白糖煮汤饮用，可以很好地改善睡眠质量。

2. 红枣：对多梦、精神恍惚有显著疗效。将红枣去核加水煮烂，加冰糖、阿胶文火煨成膏，睡前食用可提高睡眠质量。

3. 小米：具有健胃、种脾、安眠的功效。研究发现，小米中含有丰富的色氨酸，它能使大脑思维活动受到暂时的抑制，使人产生困倦感，临睡前喝一碗小米粥，可使人安然入睡。

4. 黄花菜：又名金针菜。用黄花菜煮汤或炒菜，在晚餐时食用，能促进睡眠。

5. 核桃：味甘性温，是一种很好的滋补营养食物，能治疗神经衰弱、健忘、失眠、多梦、用核桃仁、黑芝麻、糯米熬粥食用，有安神的作用，可促进睡眠。

6. 牛奶：牛奶中含有一种使人产生疲倦感觉的生化物质氨酸，临

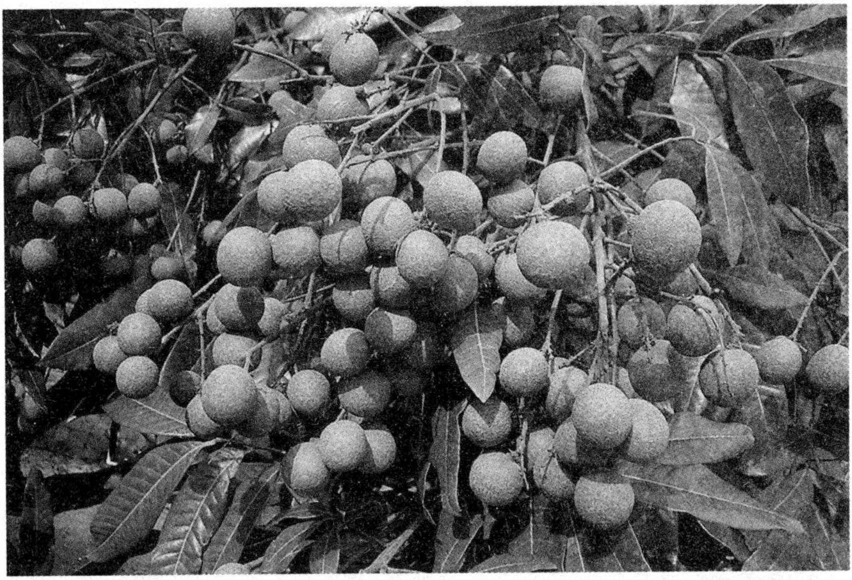

※ 龙眼

睡前喝杯热牛奶，有催人入睡的效果。

7. 水果：因过度疲劳而失眠，可吃一些苹果，这些水果属碱性食物，可以起到抗肌肉疲劳的作用。

8. 糖水：因烦躁发怒而难以入睡时，可饮一杯糖水，果糖在体内可转化成大量血清素，使大脑皮层受到抑制而进入睡眠状态，治疗失眠。

从临床应用上看，如果是轻度失眠，以上食物不失为较好的辅助治疗。如失眠时间较长或较为严重的患者，建议结合以上食疗并服用药物治疗如中药马莱眠，可取得快速、显著的疗效。对于服用西药控制睡眠的患者，在可能的情况下应尽量避免服用西药，避免产生依赖性，让病情进一步恶化。

知识库

·助睡眠的瑜伽动作·

1. 练习者以瑜伽的防守姿态躺在床上。

2. 仰卧，抬起腾部，双手与身体成45°张开，掌心向上，双脚张开，间距约35厘米，全身呈防守状态。

3. 意念从脚尖、脚踝、膝盖、大腿、下腹部、胸部、肩部、手臂、颈部一直移转到头部，慢慢呼吸，想象透过呼吸抽取出全身的力量。

4. 心里排出一切杂念，形成一面空面，反复地对自己说放松、放松。

如此方法练习，轻微的失眠者可以很快地进入到睡眠之中，而且睡眠的效果相当理想。

拓展思考

1. 你知道睡眠不足的危害有哪些吗？
2. 你知道睡眠的卫生准则吗？
3. 应该怎样改善青少年儿童的睡眠不足？